1日4分で
体の不調も
心の悩みも
消える!

「ふくらはぎをもむ」と超健康になる

大谷由紀子 著　日本ゾーンセラピー協会代表
小池弘人 監修　小池統合医療クリニック院長

マキノ出版

Prologue

はじめに

私が「ふくらはぎ」という不思議な部位に注目するようになってから、もう15年ほどになります。

ゾーンセラピー（足を全身の縮図と見て、足裏の刺激から全身の健康を整える健康法）という足裏の刺激からふくらはぎの重要性を知り、今まで2万人を超える人々の足やふくらはぎをもみほぐしてきました。その経験の中で確信したのが、「ふくらはぎは体と心を映す鏡」だということです。

体になんらかの不調を抱えて私のもとを訪れるかたがたのふくらはぎに触れると、驚くことが多々あります。氷のように冷たいふくらはぎ、カチカチに硬いふくらはぎ、逆にグニャグニャになって張りがまったくないふくらはぎ……。こうしたふくらはぎの状態から、体の中の状態をうかがうことができます。

加えて、ふくらはぎには心の状態までもが表れます。大きなストレスを抱える人は、自覚症状がなくてもふくらはぎがパンパンに張っています。また、過去のトラウマや親との関係までもが、ふくらはぎには表れるのです。

そして、心身の状態を映し出すふくらはぎを刺激することで、逆にふくらはぎから体の各機能を調整し、心を癒《いや》すことができます。

ふくらはぎや足の刺激を続けたことで、さまざまな体の不快症状が解消し、顔つきが明るくなる患者さんは数多くおられます。今も、毎日の施術の中で、ふくらはぎをもむことで体も心も元気になることを実感しない日はありません。

本書は、ふくらはぎが体と心に及ぼすさまざまな影響と、そのふくら

Prologue

はぎを刺激することで得られる効果を、具体的なマッサージの方法とともにまとめたものになります。ふくらはぎの重要性に改めて気づいていただき、ふくらはぎから心身を健康にするアプローチができるように構成しました。

この本は、6つの章からなっています。

第1章では、ふくらはぎの役割とふくらはぎマッサージの効果について、私の経験をもとにお話しいたします。

第2章は、私が治療のお手伝いをさせていただいている小池統合医療クリニックの小池《こいけ》弘人《ひろと》先生に解説をお願いしました。医師の立場から見たふくらはぎやふくらはぎマッサージについて、第1章の内容をさらに専門的に細かく掘り下げた内容になっています。

第3章は、基本となるふくらはぎマッサージの方法をご紹介します。1日4分もむだけという、手軽で効果抜群のふくらはぎマッサージを、ぜひ試してみてください。

第4章は、ツボ刺激などを取り入れたふくらはぎマッサージの応用編です。この章は症状ごとにお勧めの刺激法やふくらはぎ刺激のポイントを紹介していきます。自分に該当する症状のポイントマッサージを取り入れれば、さらに素早く、確実にふくらはぎマッサージの効果を上げることができるでしょう。私がふだん施術の際に行っている方法に加え、鍼灸《しんきゅう》の専門家でもある小池先生にアドバイスをいただき、より多彩な症状に対応できるようにしました。

そして第5章。この章では、「心の状態とふくらはぎ」について解説します。少々スピリチュアルな視点を含んだ私独自のふくらはぎ論で、ふくらはぎから心を癒していく「ふくらはぎセラピー」ともいえるものです。

最後の章では、ふくらはぎをもむことで体の不調が消え、心の悩みが軽くなったかたがたの体験談をご紹介します。

本書を通じて、この本を手に取ってくださったみなさんの体と心が健

Prologue

やかになるお手伝いができれば幸いです。

私はよく「キッチンを掃除するつもりで、毎日、ふくらはぎを刺激しましょう」といっています。

食事は私たちの体を作る非常に重要な要素。その食事を作るキッチンは、家の中でも特別な場所です。家におけるキッチンは、体におけるふくらはぎと同じだと思うのです。

そのキッチンの排水溝にゴミが詰まって、水が流れにくくなり、シンクにまで逆流してくる様子をイメージしてみてください。ふくらはぎの循環が悪くなっているのは、まさにそのような状態です。

1日の終わりにふくらはぎをマッサージすれば、その日の生活でたまった汚れを取り除くことができます。大切な場所の汚れが取れれば、心も明るく、前向きになります。

キッチンを清潔に保ち、いつでもスッキリと水が流れるように……。

そんなイメージで、ぜひ、ふくらはぎのマッサージに取り組んでほしいと思います。

2010年2月
大谷由紀子

Contents

Contents

Contents

Part 1

ふくらはぎの刺激で

体が、心が変わる!

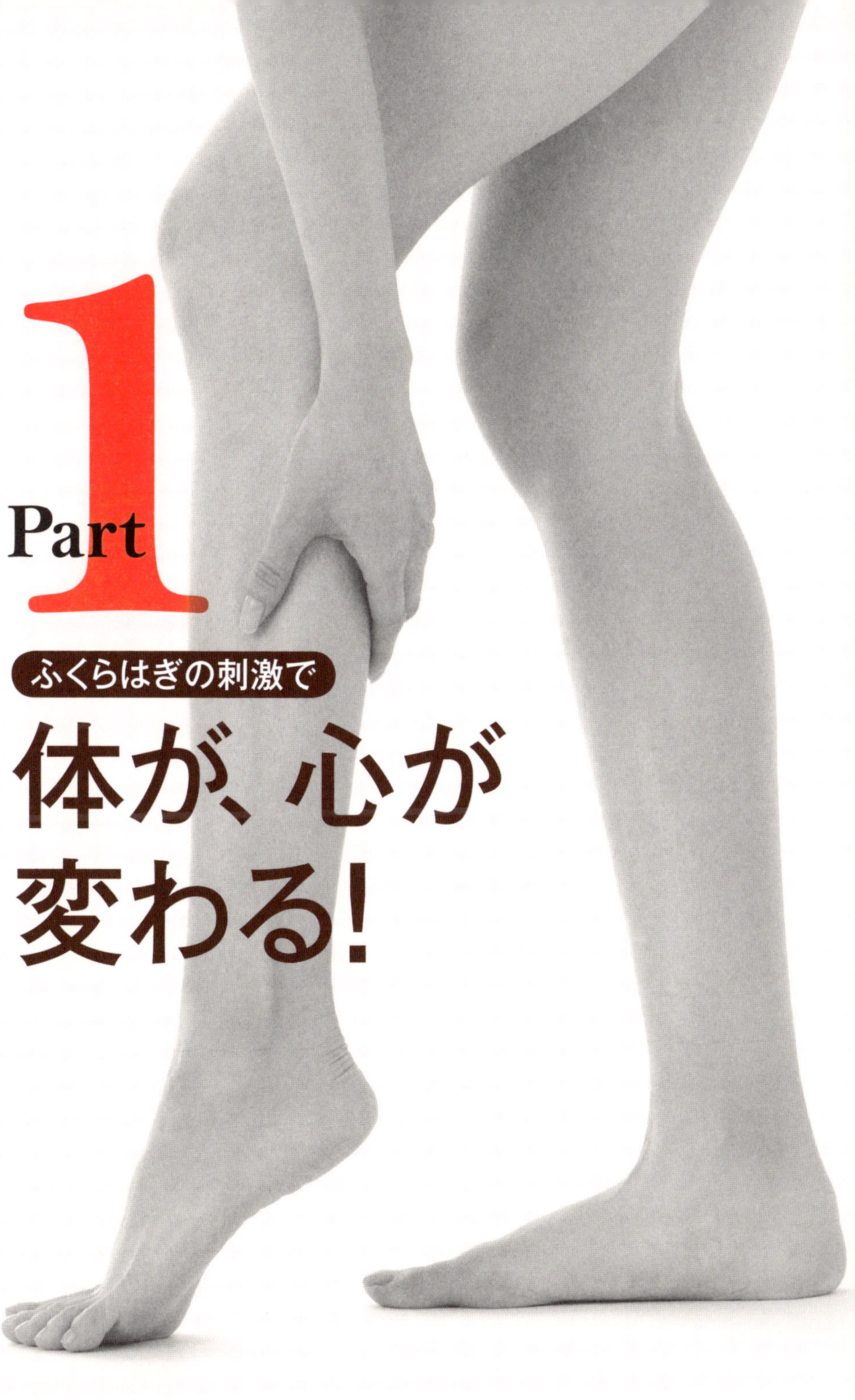

2万人以上の足を見てきた実践的経験

私は本来「ゾーンセラピー」を専門としています。ゾーンセラピーとは、簡単にいうと足を全身の縮図と見て、各部位に対応するゾーンを刺激することによって心身のバランスを回復させる反射療法のことです。こうした刺激により、血液やリンパの流れをスムーズにし、私たちが本来持っている自然治癒力《しぜんちゆりょく》（病気を治そうとする力）を高めていきます。

ゾーンセラピーを研究、実践してからもう15年以上の歳月がたち、すでに2万人を超える人の足に触れてきました。現在、施術を行うサロンやセラピストを養成するスクールを運営するほか、小池統合医療クリニック、東京女子医科大学附属青山自然医療研究所クリニックなどの医療機関でも、治療のお手伝いに当たっています。

足の裏をマッサージなどで刺激する療法は、20世紀初頭にアメリカ人医師ウィリアム・フィッツジェラルド博士が初めて体系化し、ゾーンセラピーと名づけました。さらに、アメリカの医学療法士ユーニス・イングハム女史が、足の特定の部位（内臓反射区）が体の各部位に対応していることを突き止め、フットチャートと呼ばれる足裏の反射区の図を作ります。たとえば、胃に対応するゾーンは土踏まずの親指側、つま先寄りに位置していますが、胃の調子の悪い人はこの部分を押すと痛みを感じたり、そこを刺激することで胃の調子を整えたりするというわけです。今は足裏の刺激やゾーンセラピーも認知が進んできましたから、ご存じのかたや実行しているかたも多いでしょう。

「あれ、この本ってふくらはぎの本だよね」と不思議に思われたかたもいるかもしれません。お待たせいたしました。ここから、ふくらはぎの話に入ります。

ゾーンセラピーの中心となるのは、足裏にあるゾーンへの刺激ですが、ふくらはぎやすね、足首周辺、足の甲側なども入念にマッサージします。特に、ふくらはぎのマッサージはたいへん重要です。

「ミルキング・アクション」という言葉をご存じでしょうか。

心臓から送り出された血液は全身を巡り、また心臓に戻ります。このとき、上半身の血液は重力の手助けもあって比較的容易に心臓へ戻っていきますが、下半身の血液は、重力に逆らって押し上げなければ心臓に戻りません。

その際、足の筋肉が血管の周囲で乳搾《しぼ》り（ミルキング・アクション）をするように伸縮することで、血液を先へ送る手助けをしています。みなさんも、座りっぱなしや立ちっぱなしで長時間、筋肉を動かさずにいて、ふくらはぎや足がむくんだ経験があるでしょう。これは、足の筋肉を動かさないためにミルキング・アクションが行われず、下半身に血液やリンパが滞《とどこお》っている状態です。

特にふくらはぎの腓腹筋《ひふくきん》とヒラメ筋という筋肉は、このミルキング・アクションの働きに重大な役割を果たしています。よく、「足は第2の心臓」といわれていますが、厳密には、「第2の心臓はふくらはぎ」であるといえるでしょう。

ゾーンセラピーで足裏だけを刺激していても、劇的な症状の回復は見込めません。下半身にたまった老廃物や毒素を体液に乗せて流し、排出しなければ意味がないからです。ふくらはぎがいい状態でないと、足のマッサージが活《い》きません。

また、ふくらはぎのミルキング・アクションは、体全体の血流にも大きな影響を及ぼします。ふくらはぎを中心に全身の血流をよくすることで、さらなる健康増進効果が期待できるというわけです。

ですから、私がゾーンセラピーを行うときは、足裏を触るよりも先に、ふくらはぎへの刺激を行います。ふくらはぎを念入りにもみほぐして柔らかくしてから足を刺激し、最後にまたふくらはぎを刺激し、全身の循環を促進させて終わるというのが、一連の流れなのです。

ふくらはぎを触るとその人がわかる

長時間、立ちっぱなしや座りっぱなしで足の筋肉を動かさないでいると足がむくみます。立っていれば重力で体液は下へ下へと下腿《かたい》（ひざから足首にかけての部位）に集中しますし、足の筋肉を動かさなければミルキング・アクションが起こらず、血液をしっかりと心臓に戻すことができません。ですから、これは健康な人でもあっても起こりうるむくみです。特に運動不足の人や筋肉が少ない女性によく見られます。

一時的なむくみであれば、ふくらはぎをマッサージして血液やリンパの循環をよくすれば、すぐにスッキリ取れます。ですが、むくみが慢性化している人も少なくありません。

また、大きなストレスや悩みを抱えていると、体に大きな不調があるわけでもないのに、それだけでふくらはぎ全体がパンパンに腫《は》れることがあります。

長年にわたり、多くのかたがたの足裏やふくらはぎを見て、触れてきましたが、経験を重ねるうちにあることに気がつきました。それは、ふくらはぎは「心と体の状態を表す鏡である」ということです。

ふくらはぎを触れば、体の健康状態はもちろん、心の状態までもがわかってしまいます。

まず、自分で自分のふくらはぎを触ってみましょう。

筋肉というと、硬いイメージがありますが、一流のアスリートたちの筋肉は弾力性に富んでいて、けっして硬くはありません。まさに、「しなやか」という表現がぴったりのふくらはぎをしています。

さあ、手のひらでふくらはぎ全体をつかんで押さえてみてください。みなさんのふくらはぎはどんな状態でしょうか。

・適度な体温が感じられる（冷えていない、熱すぎない）
・弾力がある（硬すぎない）
・皮膚に張りがある（グニャグニャしていない）

・コリコリした部分がない
・押したり触ったりしたときに痛みがない
・指で押してみて、指を離すとすぐ元の状態に戻る

いかがでしょうか?

これらのポイントをクリアしていれば、よいふくらはぎだといえます。

私がふくらはぎを触る人は、なんらかの不調を訴えて来られる人がほとんどなので、上記の条件をすべて満たした「よいふくらはぎ」の人にはそうそうお目にかかれません。たいてい、冷えていたり、フニャフニャしていたり、逆に張っていたり、こりがあったりと、なんらかの症状が見られます。おそらく、この本を手に取ったかたの大半も、上記の条件はクリアできていないのではないでしょうか。

ふくらはぎがいつもパンパンに張っている人は、要注意。乱れた食生活や運動不足、睡眠不足などの悪影響で、体の機能が衰えている状態にあると考えられます。

これはいわば、病気へ向かう黄色信号。女性に多い冷え症や便秘、生理不順、肌荒れ、腰痛、肩こりなどの不快症状が起こりやすい状態です。

さらに、これを通り越すと、今度はふくらはぎから足首にかけての肌に弾力がなくなり、グニャグニャになってきます。指で肌を押すとへこんで跡《あと》が残るような状態が普通になってしまったら、もはや赤信号。腎臓《じんぞう》などに何かしらの異常が潜んでいることもあります。

また、自律神経失調症《じりつしんけいしっちょうしょう》（交感神経《こうかんしんけい》と副交感神経《ふくこうかんしんけい》の2つから成り立つ自律神経のバランスがくずれた場合に起こる病気）の人の足やふくらはぎをマッサージしていると、ふくらはぎから多量の汗というか水分が出てきます。極端な例では、ふくらはぎの下に敷いたタオルがビショビショになるくらい水分がダラダラ出てくる人もいます。

ふくらはぎには心の状態もてきめんに表れる

さらに、ふくらはぎには、その人の性格的な弱点までもが表れます。ふくらはぎのある特定の箇所に、こりや張りがあるのです。

実際、ふくらはぎをマッサージしながら、「最近、何か悲しいことがあった？」とたずねてみると、「えっ、どうしてわかるんですか？」とびっくりされます。

ふくらはぎと心の関係については第5章でお話ししますが、その人が両親からどんな影響を受けたのか、どんな子ども時代を過ごしたのか、今の自分に満足しているかなど、過去から現在に至るまでのその人の歩みが如実《にょじつ》にふくらはぎに表れるのです。

私たちの心と体は、密接な関係にあります。大きな悲しみに襲われると体も弱って寝込んでしまう、反対に体のどこかに痛みなどを感じれば、心も沈んでしまうというように、心と体は互いに深く影響を及ぼし合っています。ですから、慢性的な症状は、体だけの問題ではなく、心の問題が深く関与していることが多いのです。ゾーンセラピーを通して、私は足から体はもちろん、心も癒《いや》すことができると確信しました。

そして、その足の動きや働きはすべて、ふくらはぎに支えられています。

歩くことを見ても、足を前に踏み出すには、まずかかとを上げることから始まります。次に、足を前に動かし、つま先を着地させます。このとき、かかとやつま先をどの位置に下ろすかということもふくらはぎの筋肉が無意識のうちに判断しています。

正確にいえば、ふくらはぎそのものが判断しているのではなく、脳が判断し、脳が出した指令をふくらはぎの筋肉が受け取って実行しているのですが、このふくらはぎの働きや動きには、単なる運動機能としての作用だけではない、意志や思想といったものも感じます。実際、「地に足をつける」という表現は、地面に立つだけではなく、堅実な人生を送るといった意味もあります。その足を実際に動かし支えるふくらはぎに、その人の性格や心の状態が如実に表れるというのは、とても興味深いことです。

このふくらはぎをもみほぐし、いいふくらはぎにしていくことで体の状態も心の状態も変わっていきます。これは、私が今まで2万人以上の人の足に触れ、カウンセリングをしてきた実践的経験からいえることです。

ふくらはぎは血液循環の要

では、なぜふくらはぎをもみほぐすことで、体や心の状態が変わるのでしょうか。この章では、体調面に限定してお話ししましょう。

「ふくらはぎをもめば健康になる」その最大の要因は、「全身の循環がよくなる」ことにあります。

カチカチに硬くなったふくらはぎ、パンパンに張ったふくらはぎをもみほぐしていくと、次第に柔らかくなり、ほどよい弾力が戻ってきます。すると、血液やリンパといった体に流れる「体液」の循環が改善されます。

先ほど、ふくらはぎの筋肉がミルキング・アクションに大きな役割を果たしているとお話ししました。

血液は、全身の細胞組織に酸素や栄養分を運ぶと同時に体内の老廃物を運び出したり、細菌やウイルスなどから体を守ったり、体温を調節したり、さまざまな役割を果たしています。血液が全身を巡っているおかげで、私たちは活動するためのエネルギーを得て、生命を維持しています。

この血液の流れが滞ると、体には数え切れないほどの不調が現れます。

循環できない血液や体液が下腿にたまれば、むくみが現れます。

静脈内にある血流を支える弁《べん》が壊れ、足の血液が停滞してたまってしまうと、足の静脈血管が浮き出る静脈瘤《じょうみゃくりゅう》が起こります。静脈瘤ができると、足がつる、むくむ、疲れやすくなる、皮膚が変色するといった症状が現れます。

乳酸《にゅうさん》をはじめとした疲労物質や老廃物がスムーズに排出されなければ、こりや痛みといった不調が現れます。

また、細胞に酸素や栄養分が行き渡らなくなるため、免疫力《めんえきりょく》（ウイルスや病原菌から体を守るために備わっている生体システム）が衰えてしまいます。免疫力が衰えれば、カゼのような軽いものからガンのように重篤《じゅうとく》なものまで、さまざまな病気にかかりやすくなります。同様の理由で、体内の細胞が酸素不足や栄養不足に陥《おちい》れば、体の各臓器の細胞の働きが悪くなり、自律神経《じりつしんけい》（呼吸や拍動など無意識に行われる体の働きを調整する神経。体を活動の方向に導く交感神経《こうかんしんけい》と、体を安静の方向に導く副交感神経《ふくこうかんしんけい》の2つがある）のバランスもくずれます。

体内で行われる代謝《たいしゃ》（物質の処理）もスムーズにできなくなるため、太りやすくなったり、やせにくくなったりもします。肌の状態も悪くなります。

これらはすべて血流が悪いことで起こる症状ですから、逆にいえば、ふくらはぎをマッサージして血液の循環がよくなれば、上記の症状すべてが改善していくのです。

ふくらはぎは気の循環にも大きくかかわる

体内を巡っているのは血液だけではありません。リンパをはじめとした体液、そして、目には見えない「気《き》」も巡っています。

気は、目には見えませんが、私たちの生命活動の源泉、いわば生命エネルギーのようなものです。生理機能を絶え間なく活動させる動力であり、精神神経系にも深く関与しています。

元気がある、気分がいい、やる気を出す、気力がない、気をもむ、気が弱い、気のせい、気が変わる……など、日常私たちの会話のなかには、「気」のつく言葉が頻繁に出てきます。この気が滞ることでも、私たちの体にはさまざまな不調が現れます。

気の通り道を経絡《けいらく》といい、経絡上にある重要なポイントが「ツボ」です。

気と同様、ツボにはまる、ツボを心得ているなど、この「ツボ」という言葉もよく使われます。

ツボは、気の出入り口であり、流れる気の量を調整する重要な箇所です。指圧をはじめとしたツボ刺激は、即効でさまざまな症状に効果があり、体質を改善できるというメリットがあります。

足裏刺激として混同されることも多い足のツボ刺激とゾーンセラピーは、正式には別のものです。しかし、両方を併用することでさらなる効果を得ることができるため、私が施術を行うときは、ツボも重要視し、刺激を加えるようにしています。

「2本の足は2人の医師」という言葉をご存じですか。足はそれほど重要で、また、足にはそれだけ大切な働きをするツボが、実にたくさん集まっているという意味です。実は、ふくらはぎはツボの宝庫でもあります。ふくらはぎには、足裏よりもはるかに多いツボが存在するのです。

ふくらはぎをまんべんなくマッサージすれば、ツボも同時に刺激されます。また、第4章では、症状別のツボについても詳しく説明しますので、自分の症状に対応するふくらはぎのツボを重点的にもみほぐせば、さらに効果が高まるでしょう。

ふくらはぎマッサージで得られるさまざまな効果

ふくらはぎを刺激することで得られる健康効果は、多岐に及びます。本章のまとめとして、具体的な症状をざっと挙げていきましょう。

・血行不良によって起こるさまざまな症状が改善・予防できる

むくみ
肩こり
腰痛
冷え症
のぼせ、ほてり
月経トラブル（生理不順、生理痛、子宮内膜症《しきゅうないまくしょう》など）
血圧の安定
静脈瘤《じょうみゃくりゅう》
胃痛

・免疫力が高まり、病気になりにくい体を作る
・自律神経のバランスが整う
・基《き》礎《そ》代《たい》謝《しゃ》（体温を保つ、呼吸をするなど寝ている間にも行われる生命活動に必要なエネルギー量）がアップして太りにくい体になる
・健康的にやせられる
・肌が美しくなる
・寝つきがよくなり、朝スッキリと起きられる
・気の滞りが解消し、元気になる

そして何より、日々自分のふくらはぎに触れてマッサージすることで、自分の体をいたわり、ケアしていこうという気持ちが生まれます。この気持ちこそ、健康や美容に欠かせないものです。心と体を健やかに保ち、楽しく元気な日々を送るために、ぜひふくらはぎマッサージを取り入れてみてください。

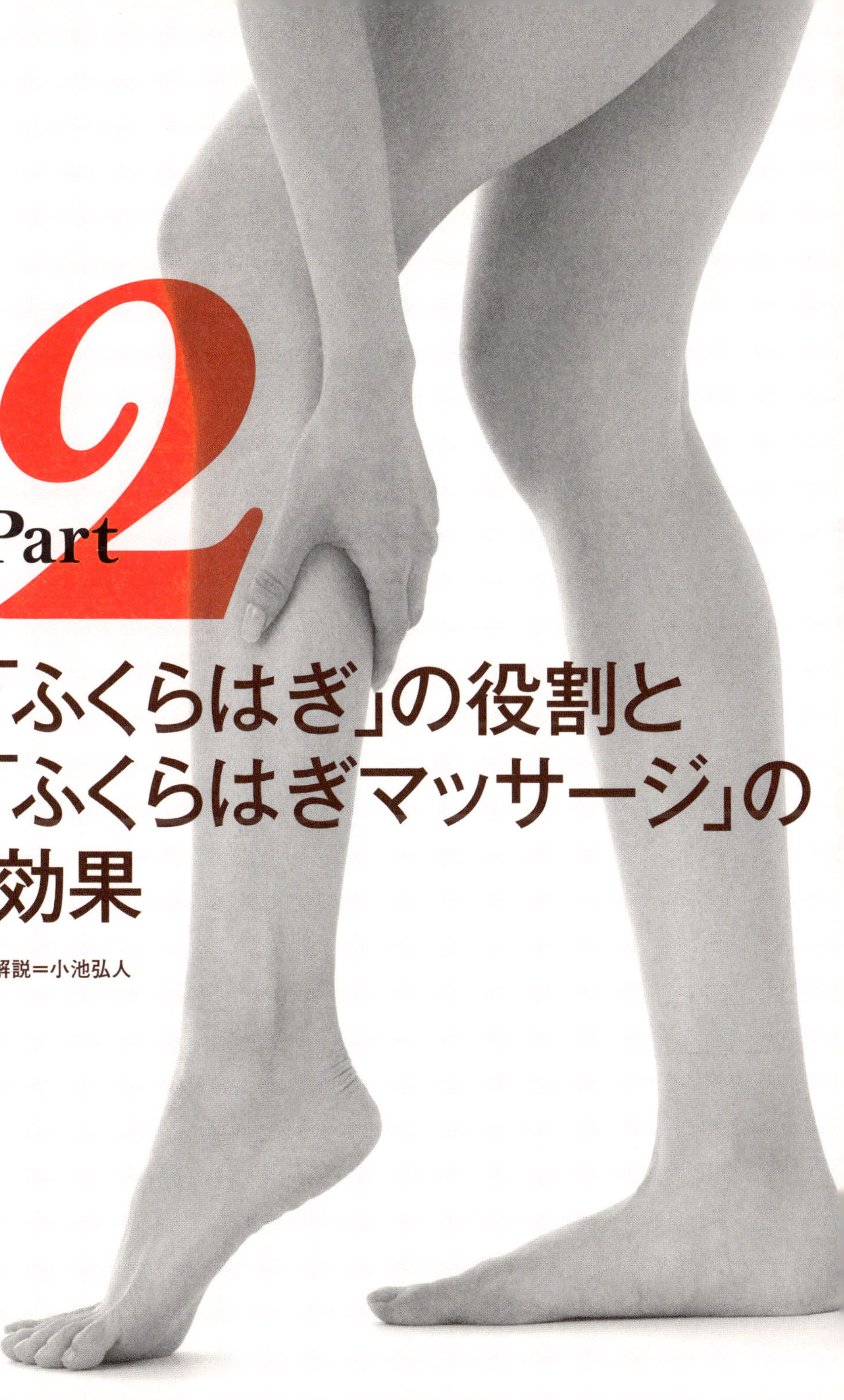

Part 2

「ふくらはぎ」の役割と「ふくらはぎマッサージ」の効果

解説＝小池弘人

ふくらはぎから全身の症状を知る

私は都内で「統合医療クリニック」を開き、さまざまな病気の患者さんの治療に当たっています。病気は、体の問題、心の問題、生活習慣、さまざまな要因が絡《から》み合って起こります。ですから、画一的な処置では対処しきれないことが多々あります。統合医療とは、「患者さんがよくなること」を目標に、現代西洋医学に加えてさまざまな代替医療《だいたいいりょう》（漢方などをはじめとした現代西洋医学以外の医療の総称）を取り入れて、患者さん一人ひとりとじっくり向き合い、統合的な治療とケアをしていこうという医療なのです。

いらっしゃる患者さんは、高血圧・糖尿病をはじめとした生活習慣病、アトピー性皮膚炎、関節リウマチ、子宮内膜症《しきゅうないまくしょう》（子宮の内膜が増殖して起こる病気）・月経前症候群・更《こう》年期障害《ねんきしょうがい》といった女性特有の症状、慢性のこりや痛みなどさまざまです。

こうした症状に対し、漢方や鍼灸《しんきゅう》をはじめとしたさまざまな方法で、患者さんの自然治《しぜんち》癒力《ゆりょく》（人間が本来持っている病気を治す力）を引き出していきます。また、治療に加え、自分で行うセルフケアも欠かすことができません。体には、自分で思っている以上の力が備わっています。そんな力を再発見して引き出すことも大切なのです。私のクリニックでは、患者さんだけではなく、健康なかたがたも対象とした「からだ再発見教室」という教室を開き、こうした自然治癒力を自分で引き出そうとしています。

ふくらはぎ刺激は、こうした自然治癒力を引き出そうとする方法の1つです。加えて私のクリニックでは、患者さんの症状や希望によって、大谷由紀子《おおたにゆきこ》先生に足裏とふくらはぎのマッサージを行ってもらっています。

統合医療では代替医療を積極的に取り入れていくわけですが、代替医療には「部分は全体を反映する」という根本的な考え方があります。大谷先生の足やふくらはぎのマッサージも、足やふくらはぎという「部分」から全身の状態を知り、さまざまな症状にアプローチができる有効な手段です。また、ふくらはぎからその人の性格や心の悩みまでも見抜いてしまう大谷先生の技には、私も驚かされることがしばしばです。

この章では、全身の健康とふくらはぎ、ふくらはぎを刺激することの長所について、医師という立場から、西洋医学・東洋医学両方の視点をもって解説をしたいと思います。

ふくらはぎの筋肉は足の動きをコントロールしている

第1章の内容を、少し深めていく形で話を進めていきましょう。

まず、ふくらはぎの構造についてです。

ふくらはぎは、主に腓腹筋《ひふくきん》とヒラメ筋という大きな2つの筋肉から成り立っていて、この2つの筋肉を合わせて「下腿三頭筋《かたいさんとうきん》」といいます。合計3つ（腓腹筋に2つ、ヒラメ筋が1つ）の部分がアキレス腱《けん》につながっているため、こう呼ばれています。

腓腹筋は、上部は大腿骨《だいたいこつ》（太ももの骨）に内側と外側の2箇所でつながり、下部はアキレス腱につながっています。一方のヒラメ筋は、腓腹筋に覆《おお》われた扁平《へんぺい》な筋肉です。上部は脛骨《けいこつ》と腓骨《ひこつ》というすねの骨にくっつき、下部は腓腹筋と同様アキレス腱につながっています。海で泳いでいるヒラメに似た形をしていることから、この名称がつきました。

ふくらはぎの筋肉は、足の動きを決めるという重要な役目を果たしています。立つ、歩く、走る、バランスを取るといった足の働きは、腓腹筋とヒラメ筋をはじめとしたふくらはぎの筋肉によって行われているのです。つま先立ちをしたり、歩いたときに足の裏をど

ふくらはぎの筋肉の構造

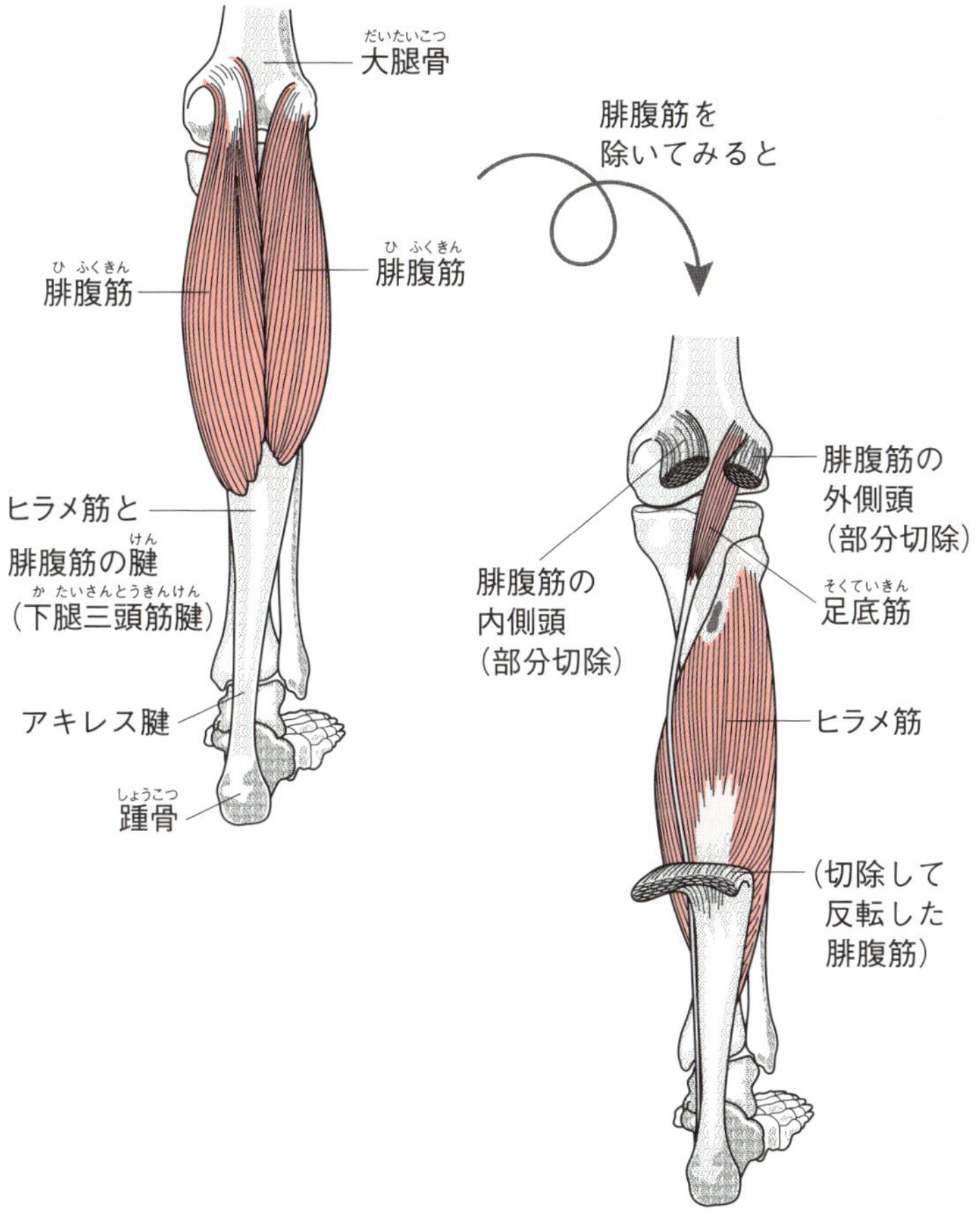

ふくらはぎは、主に腓腹筋とヒラメ筋という2つの大きな筋肉から成り立っている。

のように地面に対応させたりするかを主にコントロールしているのがふくらはぎです。

腓腹筋は筋を速く収縮させる速筋《そっきん》（白筋《はっきん》ともいいます）の割合が高いのに対し、ヒラメ筋は下腿《かたい》（ひざから足首にかけての部位）を固定するため、姿勢保持やゆっくりした運動に適した遅筋《ちきん》（赤筋《せっきん》ともいいます）で成り立っています。ちなみに、動きが速い川魚は速筋が多いために身が白く、24時間泳ぎ続けるマグロは持久力のある遅筋が多いため身が赤いのです。

腓腹筋とヒラメ筋の2つの筋肉が協力し合って、ふくらはぎはスムーズな足の運動を可能にしています。また、ふくらはぎには、腓腹筋とヒラメ筋のほかにも、足の指や足首の動きを可能にするための筋肉も走っています。

「全身の循環がいい」ことが健康の条件

ふくらはぎにある筋肉は、足の運動だけでなく、「全身の循環」にも大きな役割を果たしています。そして、それこそがふくらはぎを刺激すれば健康になる大きな理由です。

東洋医学では、体内にある「気《き》・血《けつ》・水《すい》」という3つの要素によって、臓器や各組織が正常に働き、心身の活動が営まれると考えられています。気は生命エネルギー、血は血液、水は血液以外の体液の総称です。この気・血・水が、バランスよく滞《とどこお》りなく体内に流れていれば健康を維持でき、反対にこれらのバランスが乱れたり、滞ったりすると体調もくずれ、病気になってしまうのです。

この3つの循環がよく、バランスが取れていることが健康の第一条件といえます。

まずは、ふくらはぎと切っても切り離せない「血液の循環」から見ていきましょう。

心臓から送り出された血液は全身を巡り、また心臓に戻ります。このとき、下半身の血液は、ふくらはぎの筋肉の力を借りて心臓に戻ると第1章でお話ししました。

血液の通り道である血管は、動脈、毛細血管、静脈に大別されます。心臓から送り出された血液は、動脈を通って全身に送られ、毛細血管で酸素や栄養分と引き換えに二酸化炭素や老廃物を受け取り、静脈を経由して心臓に戻っていきます。この血液の流れを体循《たいじゅん》環《かん》といいます。

血液は、組織に酸素と栄養分を渡すまでは動脈血で、二酸化炭素と老廃物を受け取ってからは静脈血に変わります。これが実行される最前線が毛細血管です。毛細血管は直径が100分の1㎜くらいの非常に細い血管で、動脈、静脈から無数に枝分かれし、軟骨《なんこつ》や目の角膜《かくまく》などのごく一部の組織を除いた体のあらゆる部分に張り巡らされています。栄養分と老廃物、酸素と二酸化炭素の交換は、この毛細血管の薄い壁を通して行われます。

さらに、心臓に戻った血液は、右心房《うしんぼう》、右心室《うしんしつ》、肺動脈を経由して肺に回り、ここで、二酸化炭素と酸素を取り替えるガス交換が行われます。この血液の流れを肺循環《はいじゅんかん》といいます。ガス交換によって酸素を受け取った血液は、肺静脈を通って心臓に戻ります。そして左心房、左心室を通って、再び全身へと送り出されます。こうして、血液は体循環と肺循環を交互にくり返しながら、全身を巡っているのです。

心臓の働きを助けるふくらはぎ

ところで、動脈と静脈とでは血液が流れるしくみがまったく異なります。静脈に比べて血管壁が厚く、伸縮性と弾力性に富んだ動脈は、心臓の動きに合わせて自らの弾力性を

全身を巡る主だった動脈と静脈

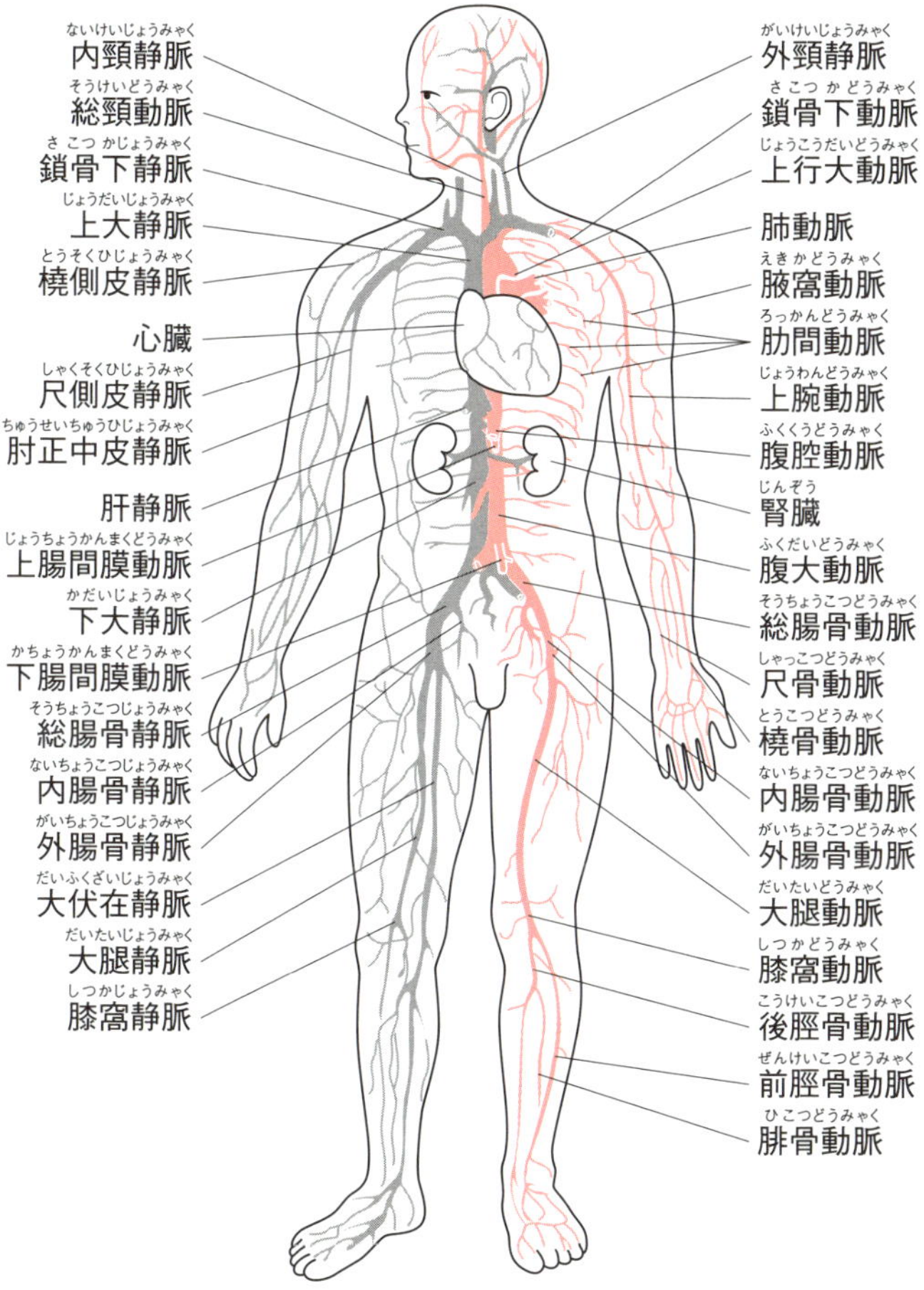

この図で示した動脈と静脈はあくまで主なもので、血管は太いものから極めて細いものまで、全身に張り巡らされている（上の図では向って体の右半身は動脈、左半身は静脈のみ示しています）。

使って血液を先（末梢《まっしょう》）へと送ります。一方、動脈より血管壁が薄く、筋組織や弾力性にも乏《とぼ》しい静脈には、自ら血液を送り出す作用はありません。

心臓より上の首や頭部の静脈血は、重力によって自然に心臓に流れていきますが、心臓よりも下にある静脈血は重力に逆らって心臓に戻らなければなりません。自分の力では戻れない静脈血は、いったいどんな方法で戻っていくのでしょうか。

まず1つめが、心臓の収縮によるポンプ作用です。

心臓は、ポンプのように収縮して心臓内の血液を動脈中に押し出し、拡張して静脈から血液を受け入れています。このポンプ作用は、心臓壁を構成している心筋《しんきん》という筋肉によって行われています。足を動かさなくても寝ていても心臓に血液が戻っていくのは、この心筋の働きがあるからです。心臓の働きが悪くなると全身にむくみが生じるのですが、それもこの理由によります。

そして2つめが、足の筋肉の収縮です。

下腿の血液は心筋の力だけで心臓に戻すには無理があります。そこで、ふくらはぎの筋肉が心臓の働きをサポートして、下半身の血液をスムーズに心臓に戻してくれるのです。

静脈には逆流を防ぐ弁が設けられていて、血管の収縮・弛緩に応じて弁が開閉します。ただし、それには手足の筋肉の圧力が必要です。静脈の周囲の筋肉を収縮・弛緩させることで、静脈に圧力をかけてポンプ作用を促していきます。

このように、筋肉を収縮したり弛緩したりして血液を循環させる作用がミルキング・アクションであるわけです。私たちは、このミルキング・アクションによって血液を下から上へと押し上げ、心臓に戻しているのです。

ふくらはぎは「第2の心臓」

血液の循環と心臓について、もう少し詳しく見ていきましょう。

心臓から最も遠い足の下におりていった血液が再び心臓に戻るには、ふくらはぎの筋肉がしっかりと収縮・弛緩《しかん》して、力強いポンプの役割を果たすことが重要なポイントになります。

動脈に比べて圧力が低い静脈には、体を循環している血液の半分くらいがたまっているといわれています。心臓のポンプ作用だけでこの血液を循環させようとすると、心臓には非常に大きな負担がかかり、健康にも悪影響が及びます。

まず挙げられるのが、高血圧です。

心筋のポンプ作用によって血液は全身に送られるわけですが、その際にかかる圧力が血圧です。高血圧の原因にはさまざまありますが、末梢に血流不全があれば、強い圧力をかけなければ血液がよく流れません。そのため、血圧が上がるのです。

そして、心筋が正常に働くためには、血液や酸素が必要です。心臓が血液や酸素の不足に陥ることで、全身の循環不全が引き起こされた状態が心不全《しんふぜん》です。

心不全は、心臓のポンプ機能が低下して、臓器が必要としている血液をじゅうぶんに提供できなくなった状態のことをいいます。この状態が急激に起こる場合を急性心不全、心臓機能が徐々に低下していく場合を慢性《まんせい》心不全といいます。心不全の自覚症状としては動悸《どうき》、息切れやむくみなどが挙げられ、場合によっては生命にかかわることもある症状です。

心臓のポンプ機能はまさに生命活動の基本であり、根幹をなしています。そして、その心臓をサポートし、心臓の負担を軽くするのが、第2の心臓であるふくらはぎなのです。

万病の元「冷え」を撃退できる

硬いふくらはぎを柔らかくもみほぐせば、腓腹筋、ヒラメ筋が柔軟性を取り戻し、筋肉の状態がよくなります。腓腹筋とヒラメ筋が柔軟になれば、ミルキング・アクションが行われやすくなり、全身の血流がよくなっていきます。

全身の血行がよくなれば、生理痛や子宮内膜症といった骨盤《こつばん》内のうっ血によって起こる婦人科系の症状、全身のこりや痛み、冷えやのぼせといった血行不良が原因で起こるさまざまな不調に対抗することができます。

冷えの解消も、ふくらはぎから全身を健康にしていく大きな原動力になります。

「冷えは万病の元」といいますが、温かい血液が全身に巡り、体じゅうで代謝《たいしゃ》（さまざまな物質の処理）が行われることで、人は一定の熱を発します。

この熱は体の免疫力を高め、外部からの細菌やウイルスの侵入、ガンの発生などを防いでくれているのです。ふくらはぎマッサージで血行不良から起こる冷えが解消されれば、全身の底上げにつながります。

なお、のぼせやほてりは一見すると熱がこもった状態で、冷えや血行不良とは別物のように思われがちなのですが、実は違います。東洋医学では、手足や体が冷えることによって血流の悪い部分ができ、正常な部位に必要以上の血液が流れて偏《かたよ》りが生じ、ほてりやのぼせが起こると考えられています。ですから、冷えを解消することで、ほてりやのぼせも改善されるのです。

ふくらはぎのむくみから見えるさまざまな病気

次に、「水《すい》」の循環についてです。

東洋医学でいうところの「水」とはリンパをはじめとした血液以外の体液を指します。別名を津液《しんえき》ともいい、内臓はもちろん、皮膚や粘膜に潤《うるお》いを与えています。

リンパは血液中や細胞内から老廃物や水分を回収して体外へ排出する働きがあり、体内の浄化や循環に非常に大きな影響を与えています。

血液における心臓のような、体じゅうに力強く送り出すためのポンプがリンパにはありません。リンパは筋肉の作用のみで流れているのです。

そのため、リンパは血液にくらべるとゆっくりと全身を巡り、ちょっとした運動不足などでもすぐに滞ってしまいます。老廃物が含まれる古いリンパ液が体のあちこちに停滞すると、新しいリンパ液が流れていくことができずに体のバランスがくずれ、むくみや腫《は》れなどを引き起こしていきます。

ちなみに、水や血が滞ることで現れる代表的な症状が「むくみ」です。最も一般的なのは、立ち仕事や座り仕事、運動不足によって起こるむくみ。また、水分や塩分の取りすぎでも体内の水分代謝（水の処理）が悪くなります。

これらの一般的なむくみは、東洋医学では余分な水分がうまく代謝（処理）できない「水滞《すいたい》」の状態と考えられています。この水滞は、足を動かす、入浴、マッサージなどで体液の循環がよくなれば解消します。

加えて、女性は月経前から月経中にかけてもむくみやすくなります。これは、黄体《おうたい》ホルモンという女性ホルモンが水分をため込む性質を持つため。月経が終わって女性ホルモンのバランスが変われば解消されます。

そのほかにも、下半身に現れるむくみには下記のようなものがあります。特に以下の2つは非常に重篤《じゅうとく》な状態です。

・心不全

先ほどもお伝えしたように、心臓のポンプ機能が低下してしまい、臓器に血液や酸素が行き渡らない状態です。心不全によって起こるむくみは、下半身の場合は両足に現れ、痛みはありません。

・腎不全《じんふぜん》

腎不全とは、腎臓《じんぞう》の機能が低下して正常に働けなくなった状態です。腎臓にはさまざまな働きがありますが、いちばん主な働きは「尿を作ること」。血液をろ過し、不要な老廃物を尿として体外に排出するのです。腎臓の働きが落ちれば尿が排出されませんから、体内にさまざまな老廃物がたまり、むくんでいきます。腎不全によって起こるむくみも両足に現れ、こちらも心不全同様、痛みはありません。

ふくらはぎからわかる病気のサイン

そのほか、むくみとは別に、ふくらはぎには病気のサインが現れることがあります。ふくらはぎの状態から、以下の病気を発見することもできるのです。

・下《か》肢《し》静《じょう》脈《みゃく》瘤《りゅう》

静脈にある弁がさまざまな理由で機能しなくなり、静脈の血液が逆流することでむくみが現れます。そのほか、足がだるい、重い、痛い、かゆい、足がつりやすいといった症状が現れます。これは、むくみとともに血管のデコボコなどが現れるため、見ただけでもわかりやすい状態です。片足に起こることも、両足に起こることもあります。

また、むくみとは少々違うのですが、ふくらはぎの状態から以下の重篤な症状を見ることもできます。

・間《かん》歇《けつ》性《せい》跛《は》行《こう》

足をひきずって歩くことを医学用語で跛行《はこう》といいます。間歇性跛行は、歩き始めは普通に歩けるのに、歩いているうちにふくらはぎが締めつけられるように痛み出して歩けなくなってしまいます。この痛みは片足にしか現れないことと、しばらく休息すると回復するのが特徴です。

脊髄《せきずい》などの神経の病気から起こることもありますが、足の動脈が狭くなったり閉塞《へいそく》したりすることによる足の血行障害からも起こります。

・血栓性静脈炎

静脈の中に血の固まりができて、周囲の血管が炎症を起こしたものです。炎症がひどくなると、腫《は》れがふくらはぎの筋肉にも及び、痛みや熱が出て静脈が膨れてきます。この静脈炎も、片足のみに現れることが多い症状です。飛行機で長時間外国旅行するときにみられるエコノミークラス症候群も、広い意味でこの症状に含まれます。

・筋《きん》ジストロフィー

筋ジストロフィーは、筋肉自体になんらかの異常が存在し、筋肉組織が破壊されて萎《い》縮《しゅく》し、筋力が低下していく進行性の疾患《しっかん》の総称です。この筋ジストロフィーの初期症状として、腓腹筋が肥大し、ふくらはぎが大きくなるという症状があります。

こうした難病や重病の場合は、速やかに医療機関で適切な治療を行うことが重要です。

ふくらはぎをもむだけでこれらの病気が消えるわけではもちろんありません。とはいえ、ふくらはぎを刺激しながら足を日々チェックすることで、重大な異変を見逃さずにすむことができるでしょう。

ふくらはぎに現れる症状は、ものをいえない体が発するサイン。この声に耳を傾ければ、病気の進行をくい止め、さまざまな症状を緩和させることに役立つでしょう。ふくらはぎの声に耳を傾けて、日々ケアをしてほしいと思います。

ふくらはぎマッサージは滞った気に刺激を与える

最後に、「気《き》」についてです。

気という生命エネルギーは、私たちの生命活動の源泉です。生理機能を絶え間なく活動させる原動力であり、精神神経系にも深く関与しています。気が「過不足なく」正常に流れていれば健康ですが、「気滞《きたい》」といって気の流れが滞りが生じると、冷えやほてり、痛み、しびれをはじめとしたさまざまな不調が生じてきます。

ふくらはぎマッサージには、滞った気に刺激を与え、気を体内に巡らす効果もあります。経絡《けいらく》（気の通り道）に流れる気は、多すぎても少なすぎてもいけません。全身に流れる気の量を調整し、滞りを解消するのが、経絡上にある経穴《けいけつ》、つまりツボへの刺激です（ふくらはぎにあるツボの刺激に関しては、第4章で詳述します）。

また、気の流れと血の流れは併走しているので、ふくらはぎマッサージで気を流せば必然的に血、すなわち血液の循環もよくなります。逆もまた然りで、血液の流れがよくなれば、自然と気の巡りもよくなります。

気・血・水の要素を蒸気機関車（SL）にたとえると、気は蒸気、血と水は燃料といえるでしょう。燃料が乏しいと蒸気は生まれず、蒸気がなければSLは動けません。また、燃料が満タンであっても、蒸気がうまく作れなければこれまたSLは走ることができません。つまり、この3つがそろってうまく働いてこそ、走りが可能だということです。

気・血・水すべての循環をよくするふくらはぎマッサージは、さまざまなアプローチであなたの体を健やかにしてくれることでしょう。

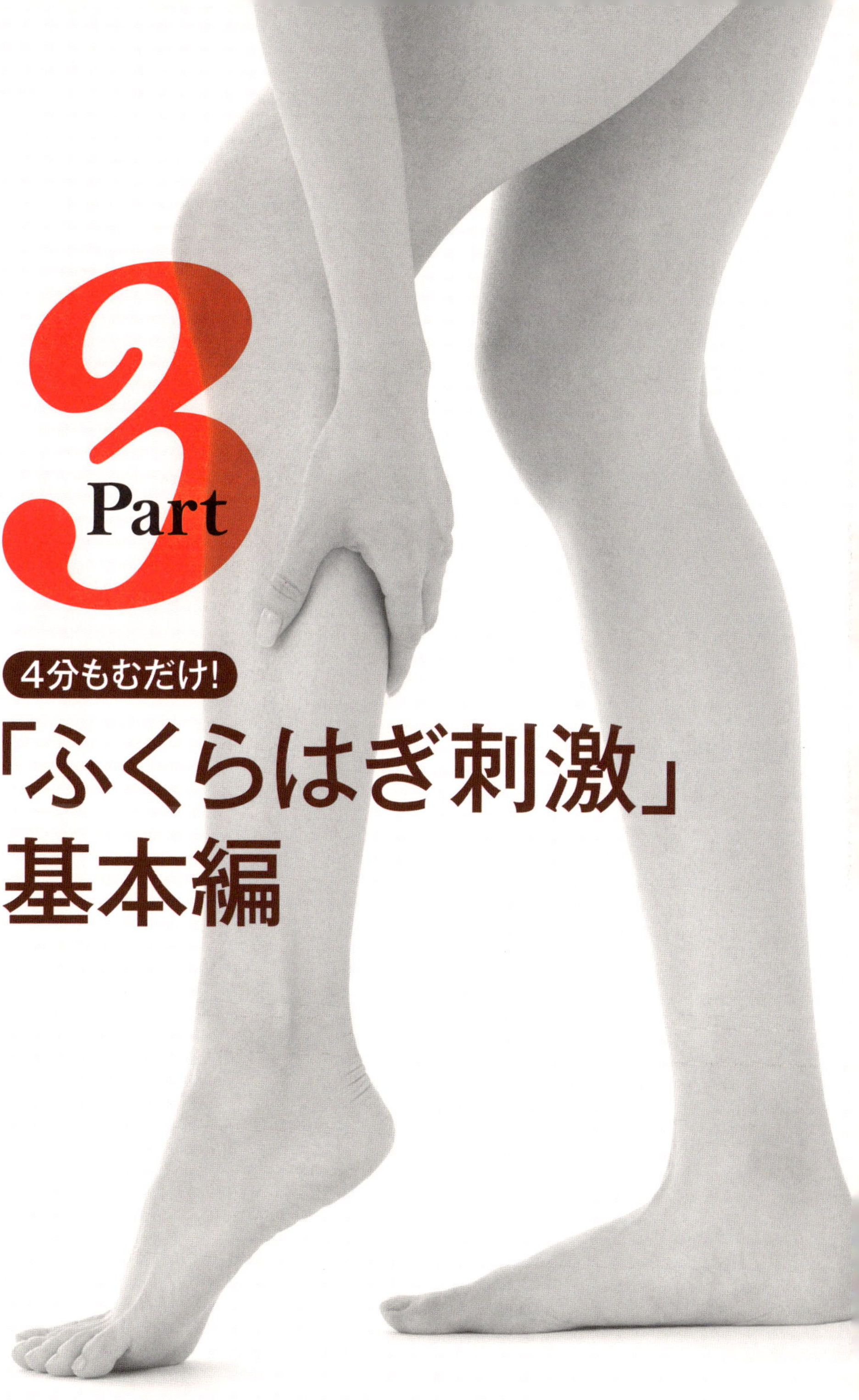

3 Part

4分もむだけ!

「ふくらはぎ刺激」基本編

ふくらはぎを刺激するときの注意点

ふくらはぎの刺激は、子どもからお年寄りまで、だれでもいつでも手軽にできます。でも、安全に、そして最大限の効果を引き出すためにはいくつかの注意点があります。実際の方法を紹介する前に、注意点についてお話ししておきましょう。

・刺激の前に、まず足の状態をチェック！

ふくらはぎをもみほぐす前に、まずは目視で足の状態をチェックしてみましょう。血管が浮いてボコボコしていたり、どこか内出血をしたりしていませんか？

打ち身などでアザが生じていたり、下肢《かし》静脈瘤《じょうみゃくりゅう》（足の血管が太く浮き出て見える状態）のある人は、注意が必要です。アザや血管がボコボコと浮き出ている部分や、触るだけで痛む部分には、強い刺激を与えないようにしてください。

最近は、皮膚の表面に細い静脈が網目のように見える静脈瘤予備軍ともいえる人がふえています。血管が見える部分にはポイント刺激を与えずに、最初はなでる程度から始め、ソフトにマッサージしましょう。

なお、静脈瘤の人や予備軍の人は、もみほぐすような運動刺激で血流をよくするよりも、入浴や足浴《あしよく》（足だけをお湯につける入浴法）での温熱刺激で血流を改善する方法がお勧めです。おふろに入りながらなでるようにマッサージするとよいでしょう。また、太ももが冷えている人が多いので、太ももに湯たんぽを置いて温める方法もお勧めです。

足の状態は、あなたの心身を映す鏡です。ふくらはぎは、体調や心の状態で日々状態が変わります。毎日、目で見て、手で触れて足の状態をチェックしてみましょう。

・「痛いけれど気持ちがいい」が刺激の目安

ふくらはぎにこりがあったり、硬くなっていたりすると、もみほぐすときに痛みを感じることがあります。この本を手に取られるかたの多くは、運動不足やストレスなど、ふくらはぎが硬くなるなんらかの要因を自覚していることも多いでしょう。ある程度の痛みは我慢してほぐすようにしてください。続けることで筋肉が柔らかくほぐれてくれれば、痛みも治まってくるはずです。

ただし、あまりに痛いのを我慢するのは逆効果です。血管が弱い人などは、毛細血管が切れてしまうこともありますし、場合によっては筋肉組織が傷ついてしまうこともあります。心地よい痛さを感じる程度に刺激する、これがポイントです。

また、「痛いところ＝悪いところ」と思って、なかにはアザになるまで集中的に刺激する人もみられますが、これは厳禁です。実際に何か異変があっても、たまたま血流がよい場所の付近であれば、痛みを感じないこともあります。逆に、カチカチになったふくらはぎは、それだけでも刺激の際に痛みを感じることもあります。ちょっと押さえただけで痛みを感じる場合は、優しくさするようにして様子を見てください。

短期間の集中的な強い刺激よりも、ほどよい刺激を日々続けることのほうが重要です。

・ふくらはぎの刺激が終ったら水分補給を忘れずに！

ふくらはぎをもみほぐして体液の循環がよくなると、老廃物が腎臓《じんぞう》に送られ、尿として排出されます。一連の刺激を終えたら、白湯《さゆ》を少なくてもコップ1杯以上、ゆっくりと飲んで失われた水分を補給してください。

特に入浴中やおふろ上がりは体の水分が減少しています。この時間帯にふくらはぎ刺激を行う際は、水分補給をいっそう心がけてください。

・妊娠中は強い刺激は避けましょう

手で強くふくらはぎを刺激すると、体液の巡りがよくなりすぎるので、準備体操のストレッチ（54ページ）や、イスに座って足で刺激する方法（66ページ）を中心に行うとよいでしょう。

また、かかとを上げ下げしながら歯磨きをするのもお勧めです。これも立派なミルキング・アクション（足の筋肉が血管の周りで伸び縮みすることで血液が心臓に送り返されること）になるので、下肢《かし》に停滞した血液やリンパ液を上に引き上げ、むくみを予防・改善するのにたいへん有効です。

妊娠中は体液が滞《とどこお》りやすく、むくみや静脈瘤をはじめとしたさまざまな症状が出やすくなるので、ふくらはぎの刺激をうまく取り入れてください。

「下から上に」行うのが基本

では、実際にふくらはぎを刺激していきましょう。

ふくらはぎの刺激は、基本的にいつどこで行ってもかまいません（ただし、食事直後や飲酒後は避けるようにしてください）。

お勧めなのは、血行がよくなっている入浴中や入浴後です。体液の循環を促すので、体を締めつけない楽な服装で行ってください。

ふくらはぎをもみほぐすことで、血液循環を促進させるとともにリンパの流れを促します。刺激する際は、血液や老廃物がたまりやすい足首のほうからひざ、太ももへ、下から上に向かって行うのが基本です。

まずは、準備運動からスタートしましょう。運動不足や心身へのストレスなどで、多くの人のふくらはぎは硬く縮《ちぢ》まっています。そんな状態のふくらはぎをいきなり刺激すると、よけいな痛みや内出血などの原因となってしまいます。ストレッチでふくらはぎを少し柔らかくしてから、ふくらはぎをもみほぐすようにします。

【準備運動】足首の上げ下ろし

①足を伸ばした状態で床に座ります。

＊左右の足を少し開きましょう。また、おしりが浮かないように尾てい骨をしっかりと床につけることが大切です。

②背すじを曲げずに頭が斜め上にひっぱられるような感じを維持しながら、下腹に力を入れて上体を少し前方に傾けます。

③②の状態で、つま先を床に近づけるようにして甲を伸ばします。

④③の状態から、足の裏が床と垂直になるようにつま先を起こします。

③〜④を最低3回くり返します。3回以上行ってももちろんかまいません。行っている間は、足の裏のすじがピンと張るように、まっすぐ伸ばすことを意識しましょう。この準備運動は、下腹部を引き締めるのにも有効です。

準備体操が終わったら、次にふくらはぎの刺激へと移ります。

ふくらはぎマッサージ「準備運動」の方法

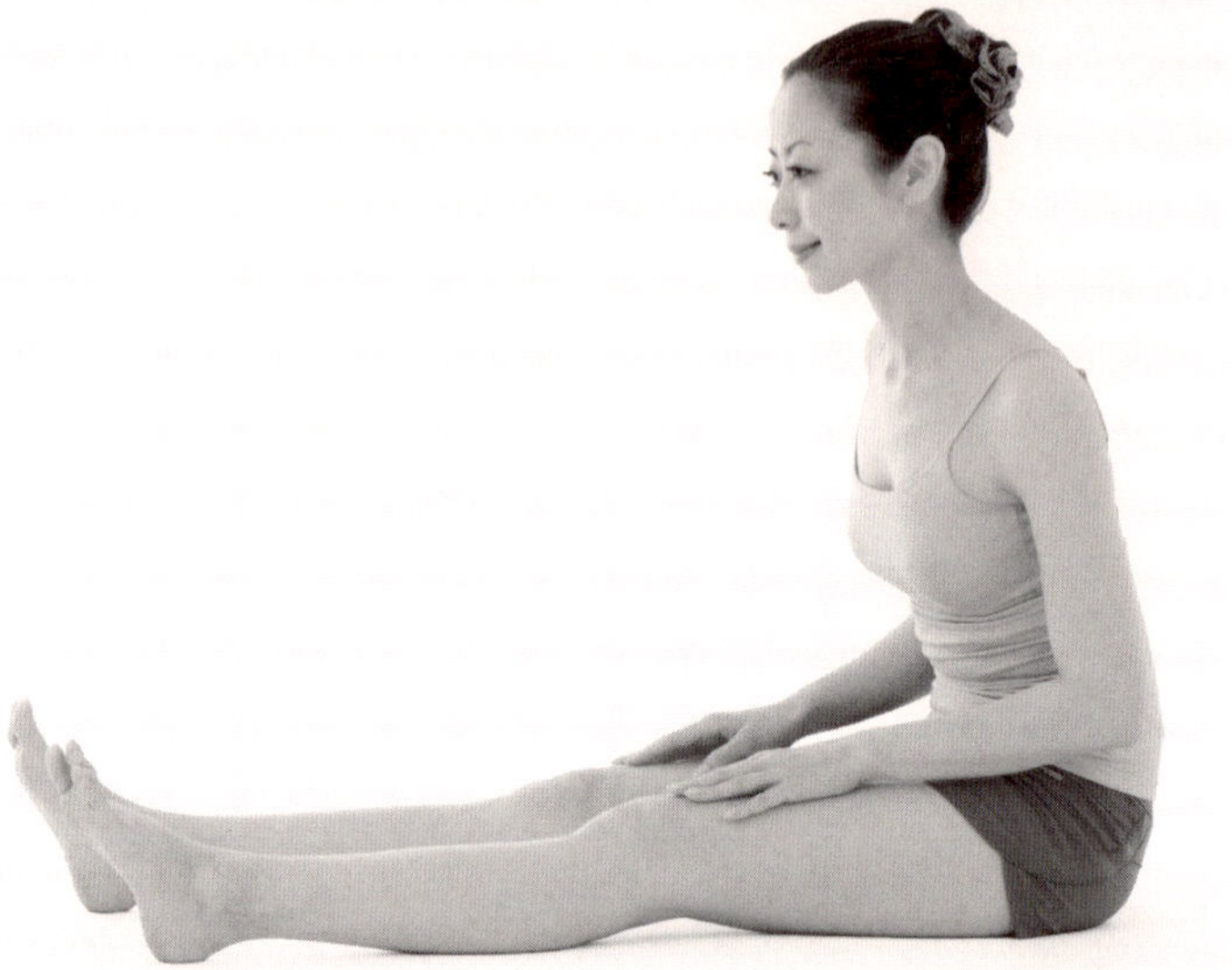

1
足を伸ばした状態で床に座る。おしりが浮かないように尾てい骨をしっかりと床につける。
頭が斜め上にひっぱられるような感じを維持しながら、下腹に力を入れて上体を少し前方に傾ける（前傾姿勢がつらい人は、そのままでかまいません）。

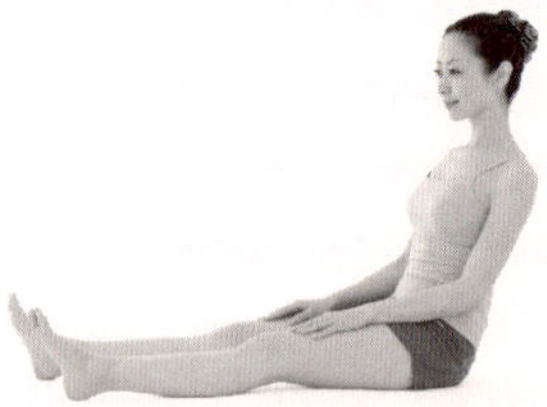

GOOD! 正しい姿勢
尾てい骨がくっつくようにやや後ろに体重をかけて座る。こうすると、下腹に力が入り足のすじがピンと伸びる（上の写真は、体を前方に傾ける前の状態です）。

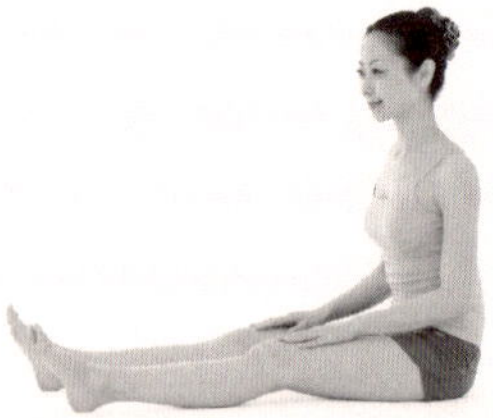

NG! 間違った姿勢
普通に座って背すじを伸ばした状態。

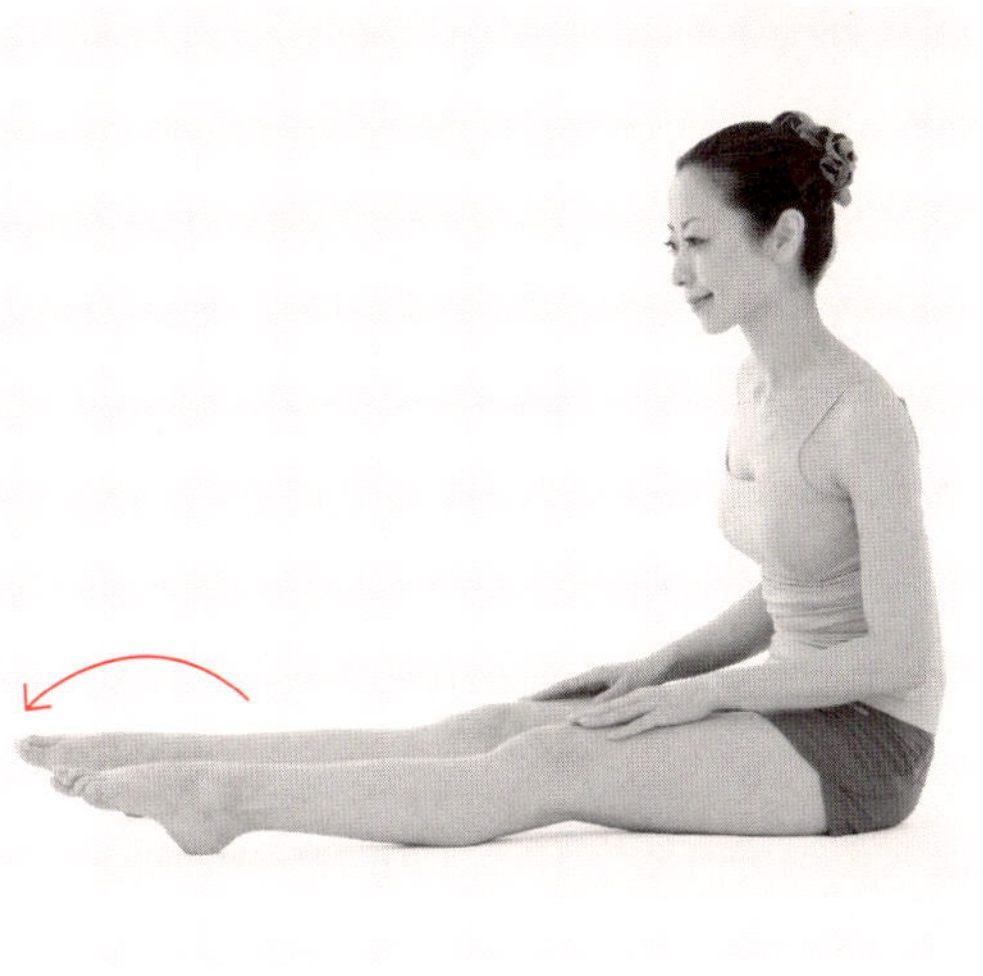

2

両足のつま先を床に近づけるようにして、甲を伸ばす。

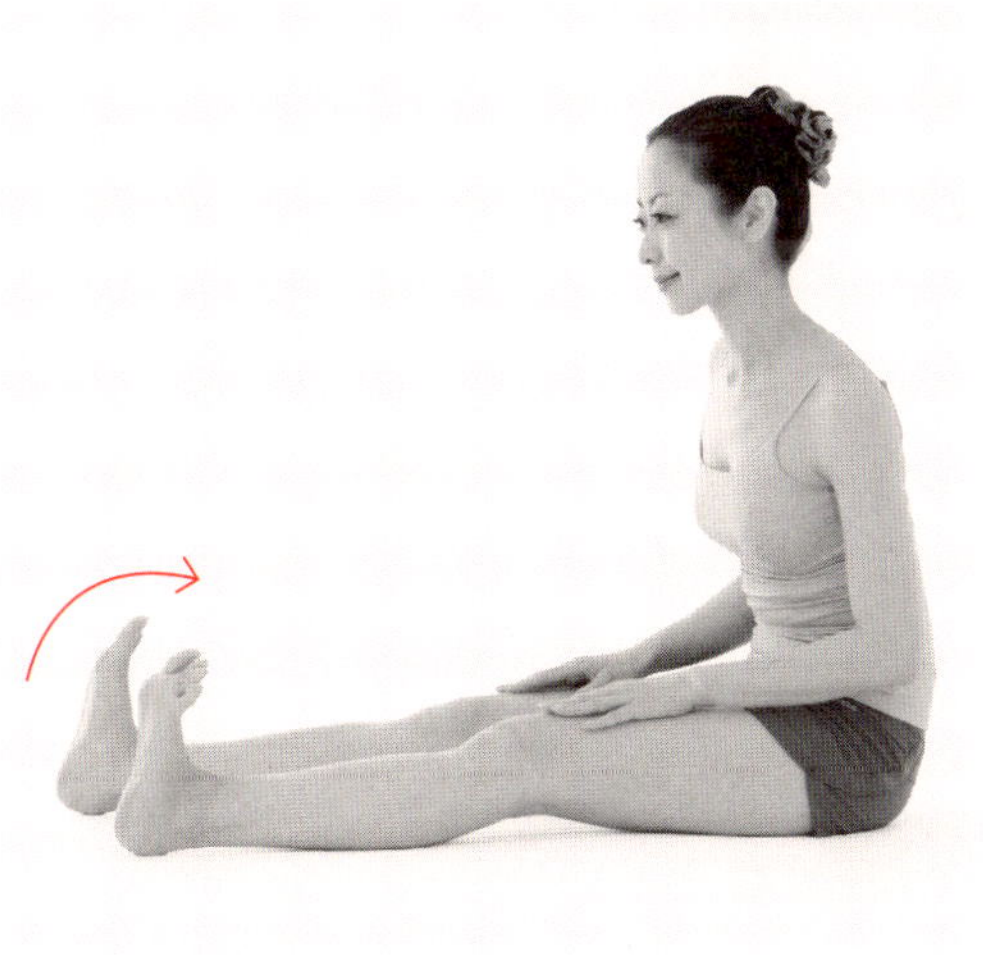

3

2の状態から、足の裏が床と垂直になるようにつま先を起こす。

※2～3を最低3回くり返す。
行っている間は、足の裏のすじがピンと張るように、まっすぐ足を伸ばすことを意識すること。

【ふくらはぎ刺激の方法】基本編

ふくらはぎをもみほぐすためには、いくつかの方法があります。床に座りながら、立ちながら、イスに座りながらといくつかの方法を紹介していきますが、基本となるのが、床に座りながら行う「基本編」です。

基本編では、足の外側→足の内側→足の後ろ（ふくらはぎ）→足の前側（すね）の順番で行い、もみほぐしていきます。この順番は、私が経験から得た「むくみが速攻で解消しやすい」流れです。

本来、ふくらはぎを刺激する際は、あまり細かな手順や方法にこだわる必要はないのですが、こうして足の外側、内側、裏、前という4本のラインを刺激すると、足の形やラインが変わってきます。下半身にたまっていた血液や老廃物が流されてむくみが改善し、その人本来のスッキリとした足のラインが出てくるのです。そのため、ふくらはぎからさまざまな症状を読み取りやすくなります。クリニックやサロンでも、必ずこの流れでふくらはぎを刺激してから、気になった部分をもみほぐすようにしています。

また、この4本のラインを自分で刺激すると足全般に触れることになるので、「あっ、外側が張っている」「内側に疲れがたまっているようだ」とか、足全体がどんな状態かがわかってきます。この方法を基本としたうえで、気持ちいいと思う部分や硬いと感じる部分を重点的にもみほぐしたり、第4章で紹介する症状別のポイント刺激に移ったりすれば、ふくらはぎ刺激の効果が大きくなるでしょう。もちろん、準備体操のあとにこの基本編だけを行うだけでもかまいません。

基本編は、片足2分ずつ、計4分行えばじゅうぶん効果があります。回数としては3回を目安に行いますが、それ以上行ってももちろんかまいません。呼吸を止めず、ゆったりと息を吸ったり吐いたりしながら行うようにしてください。

おふろの中で行えば効果倍増

では、基本編の方法をもう少し詳しくご紹介しましょう。

①初めに、足の外側を刺激します

手を開いて、親指と人さし指の間で足首をはさむように、上から足首をつかんでみてください。右足は右手、左足は左手を使います。

このようにして足首をつかむと、親指と小指に骨が当たるのがわかります。この小指に当たった骨のきわに親指を除いた4本の指を当て、そのまま強く上方に指を引き上げていきます。

最低3回を目安に行い、片側の足も同様に行います。

②次に、足の内側を刺激します

①の足首をつかんだ状態から、足の内側に当たった親指をそのまま上に引き上げて、足の内側を刺激します。最低3回を目安に行い、片側の足も同様に行います。

③足の後ろ側（ふくらはぎ）を刺激します

足の後ろ側と前側は、両手を使って刺激します。

両手で片方の足首をつかみ、左右4本（合計8本）の指をふくらはぎのすじに当てます。そのままひざに向かって両手を引き上げていきます。ひざに到達したら、8本の指でひざ裏を押しもみましょう。最後に、指を太ももの下側まで押し上げて流します。

このとき、指の全面をべたっとふくらはぎにつけるのではなく、指の先のほうでヒラメ筋を左右に開くように行ったほうが効果的です。滞った血液や体液を上に動かし、ひざ裏から汚れた血液や老廃物を、どんどん外に流すようにイメージしながら行いましょう。

最低3回を目安に行い、片側の足も同様に行います。

④足の前側(すね)を刺激します

最後に、足の前側の刺激です。

足の前側を触ると、大きな骨(脛骨《けいこつ》)が1本通っていることがわかります。この骨の外側のきわのくぼみに両手の親指を重ねるように当てて、そのまま指をひざに向かって引き上げていきます。きわを点のように押しながら行ってもよいでしょう。

最低3回を目安に行い、片側の足も同様に行います。

これらの刺激は、テレビを見ながら、湯ぶねにつかりながらでも簡単に実行できます。日々の習慣として取り入れてみてください。食事や歯磨きと同じように、日々欠かせない習慣となれば理想的です。特に入浴中は、石けんを使えば指の滑りがよくなり、温浴との相乗効果でさらなる血流改善効果も得られるので、お勧めです。

ふくらはぎマッサージ「基本」の方法

1 足の外側の刺激

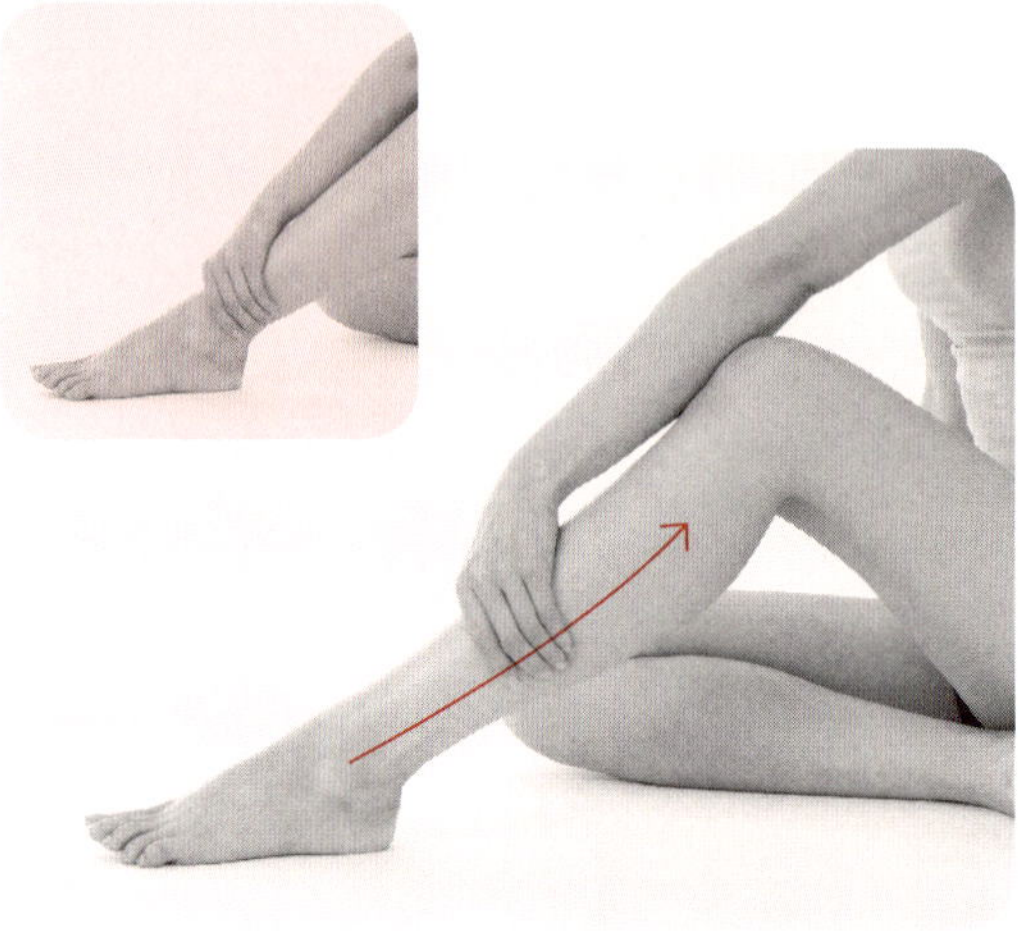

1

親指と人さし指の間で足首をはさむように、上から足首をつかむ（右足は右手、左足は左手で）。

2

小指に当たる骨のきわに、親指を除いた4本の指を当て、そのまま強くひざに向かって指を引き上げる。

※3回を目安に行い、片側の足も同様に行う。

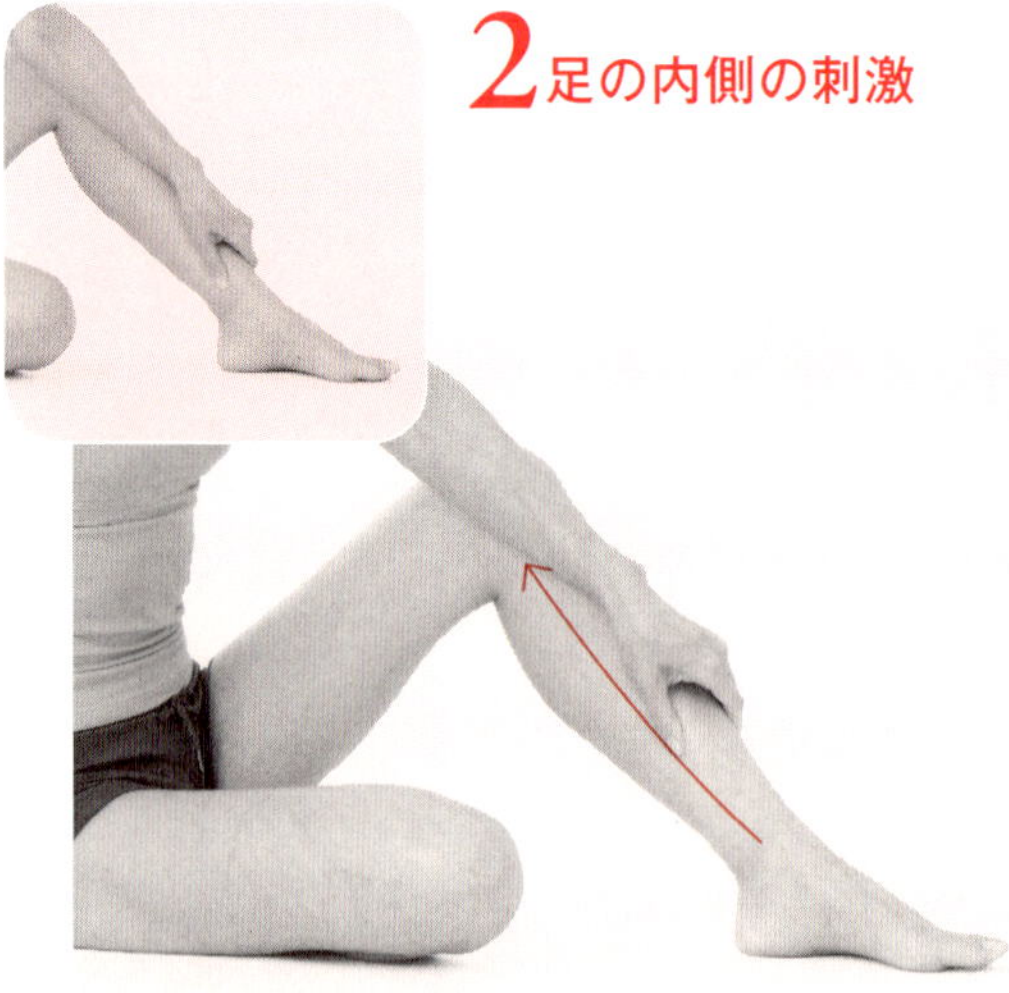

2 足の内側の刺激

1

足の外側の刺激と同様、上から足首をつかむ。

2

親指が骨に当たるのがわかる。親指がその骨の内側（股側）のきわに当たるよう調整し、そのまま親指を強く押し当てながら、ひざに向かって指を引き上げる。

※3回を目安に行い、片側の足も同様に行う。

※足の外側の刺激と内側の刺激は、同時に行うことも可能。

3 足の後ろ側の刺激

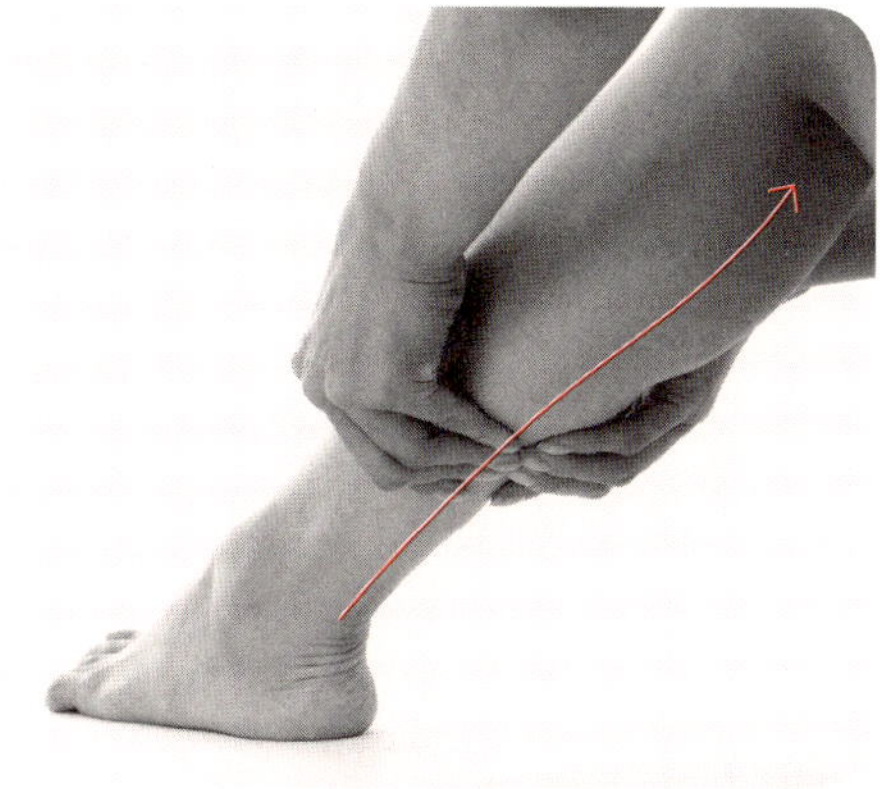

1
両手で足首をつかみ、左右4本の指をふくらはぎに当てる。

2
そのままひざに向かって両手を引き上げる。

3
ひざに到達したら、8本の指でひざ裏を押しもみ、指を太ももの下側まで押し上げて流す。

※3回を目安に行い、片側の足も同様に行う。

4 足の前側の刺激

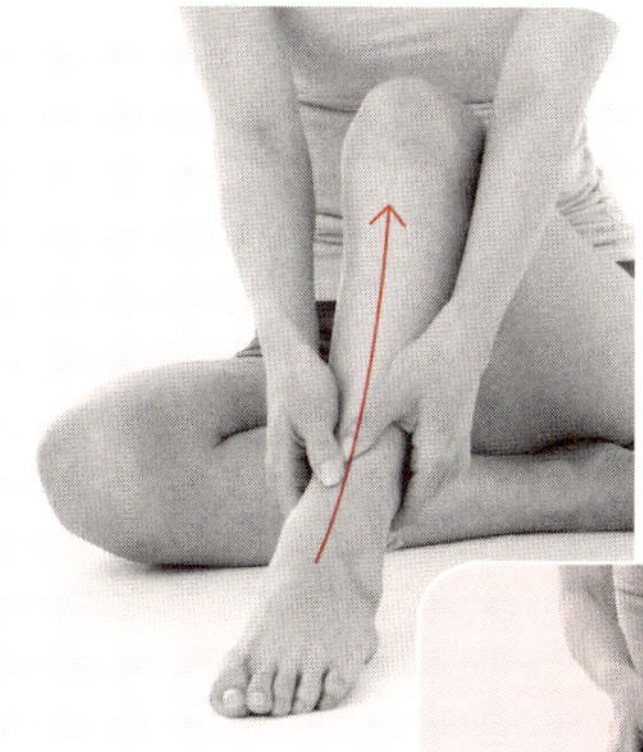

1
足の前側を触り、中心に走る大きな骨を確かめる。この骨の外側のきわのくぼみに両手の親指を当てる。

2
そのまま親指をひざに向かって引き上げていく。

※3回を目安に行い、片側の足も同様に行う。

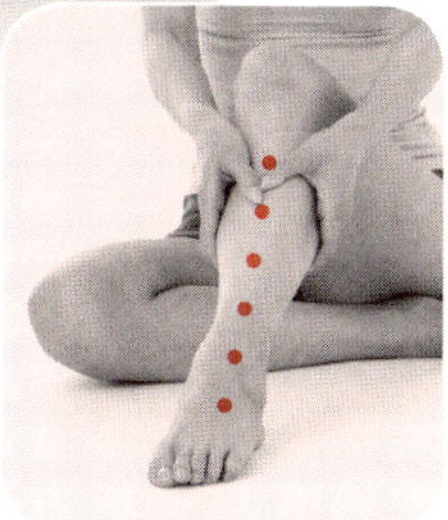

指を滑らせるのではなく、押しながら行っても可。

※足の後ろ側の刺激と前側の刺激は、同時に行うことも可能。

【ふくらはぎ刺激の方法】寝転がって行う

以下は、簡単にできるふくらはぎ刺激の数々になります。

できたら先に紹介した準備体操→基本編の流れで行ってほしいのですが、ふくらはぎの刺激は、「毎日行うこと」が何よりも重要です。時間がないときや疲れているときなどには、以下に紹介する方法を取り入れてください。もちろん、基本編に追加して行ってもかまいません。

まずは、寝転がってふくらはぎを刺激する方法です。めんどうくさがり屋さんにはぴったりの方法です。

あおむけに寝転がった状態で、片方のひざを立てます。そして、もう片方の足を立てたひざ頭の上にのせ、ふくらはぎを前後に移動させます。

この方法は、とても心地よい刺激が得られますので、ぜひ試してみてください。就寝前や起床時などに行うのもお勧めです。起床時に行うと、目覚めのボーッとした感じが取れてスッキリと起き上がれるという声も届いています。寝起きが悪い人、朝が弱い人はぜひ行ってみましょう。

ふくらはぎマッサージ「寝転がって行う」方法

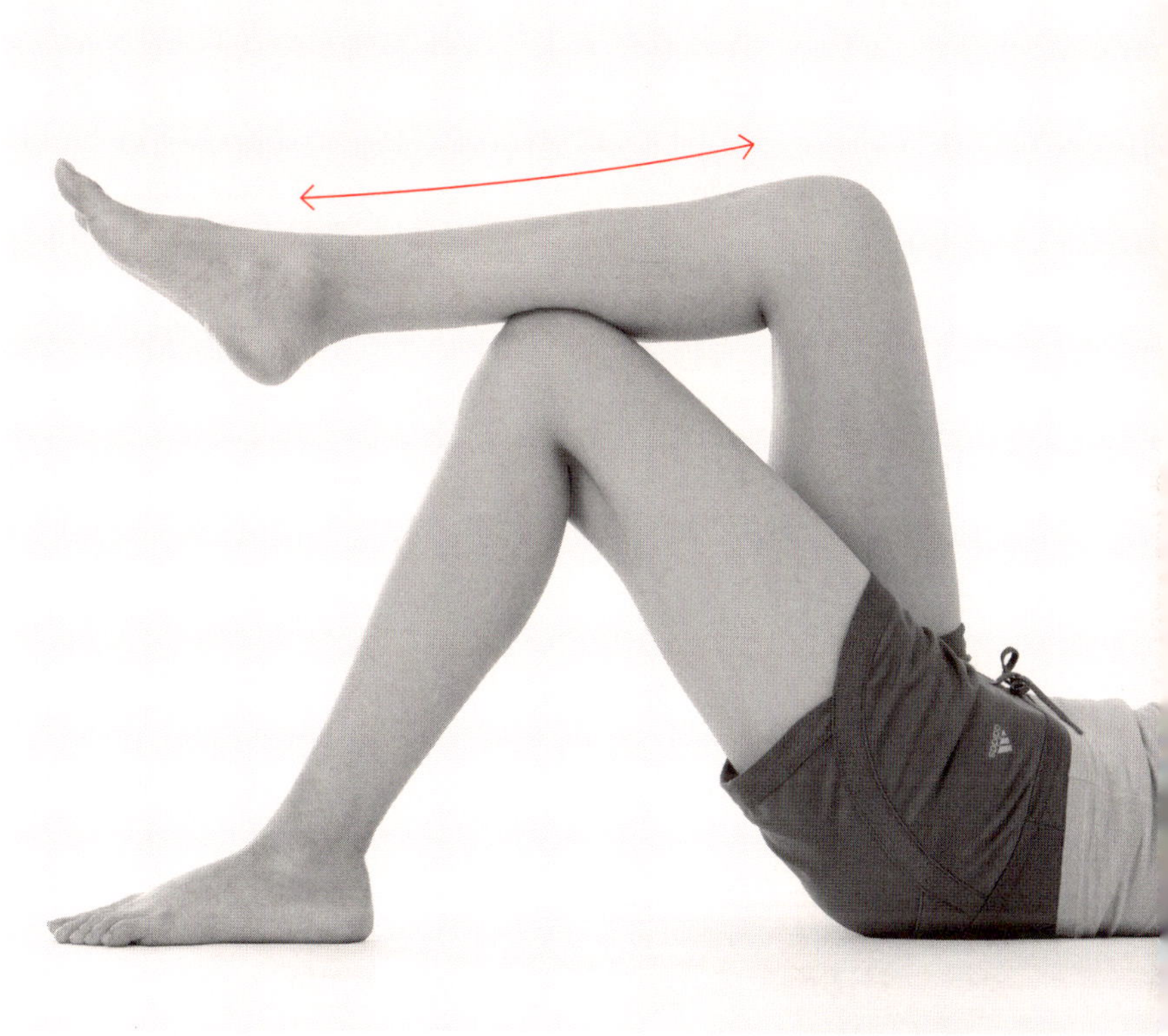

1

あおむけに寝転がった状態で、片方のひざを立てる。

2

もう片方の足を立てたひざ頭の上にのせ、ふくらはぎを前後に移動させる。
就寝前や起床時などに行うのもお勧め。

【ふくらはぎ刺激の方法】道具を使って行う

さまざまな道具を使ってふくらはぎを刺激する方法もあります。そのひとつがラップの芯《しん》です。足首の後ろ側にラップの芯を当てて、下から上にゆっくりと圧力をかけて押し上げます。ラップの芯の代わりに、すりこぎなどでも代用できます。力をかけずに一気にできるので、疲れているときやテレビを見ているときなどにお勧めです。

また、百円均一のショップやドラッグストアなどには足をマッサージするいろいろな器具も置いてあるので、それらを利用してもよいでしょう。

【ふくらはぎ刺激の方法】イスに座って行う

座り仕事の合間や、妊娠中の人などにお勧めです。

イスに腰かけ、片方の足を組みます。組んだときに上になった足のふくらはぎを下の足のひざに当てます。上になった足を上下に動かし、ふくらはぎを刺激します。足の組み方を加減して、ふくらはぎ全体を刺激していきましょう。片側の足が終わったら、足を組み替えてもう一方の足も同様に行います。

ふくらはぎマッサージ「道具を使って行う」方法

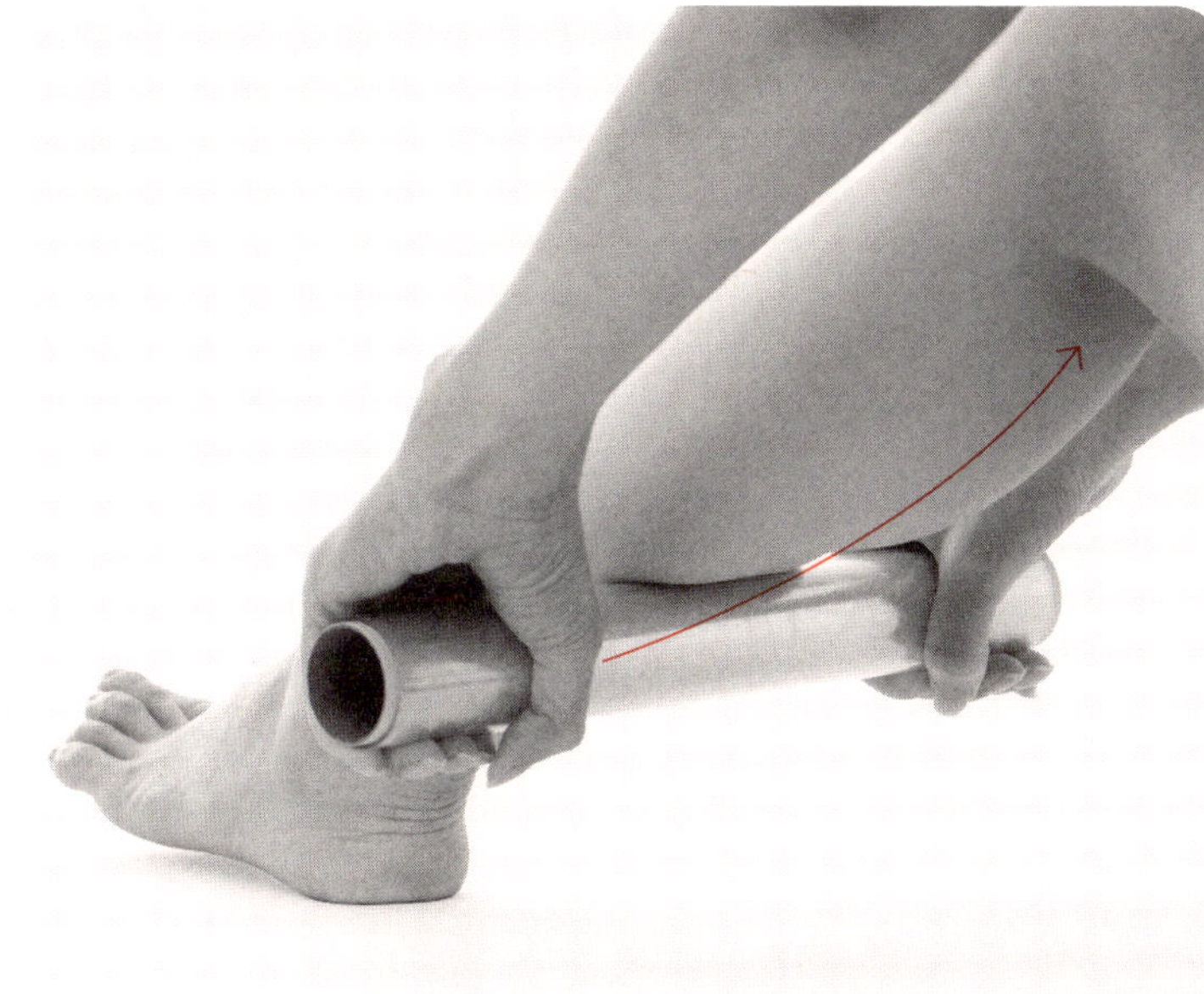

1

足首の後ろ側にラップの芯を当てて、下から上にゆっくりと圧力をかけて押し上げる。

※ラップの芯の代わりに、すりこぎなどでも代用できる。力をかけずに一気にできるので、疲れているときやテレビを見ているときなどにお勧め。

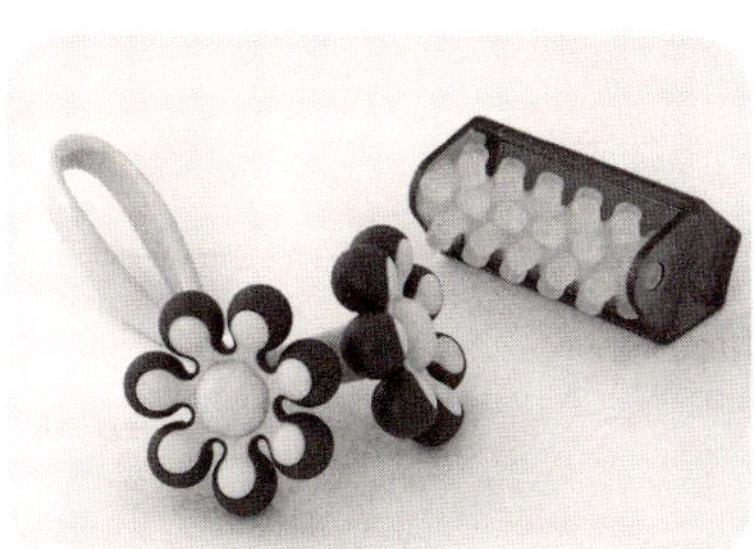

※今はさまざまなマッサージ器具が出ているため、自分に合うものをいろいろと試すのもお勧め。ただし、器具を毎日使う場合は、手で触って足の状態を知る「基本の方法」もいっしょに行うように。

ふくらはぎマッサージ「イスに座って行う」方法

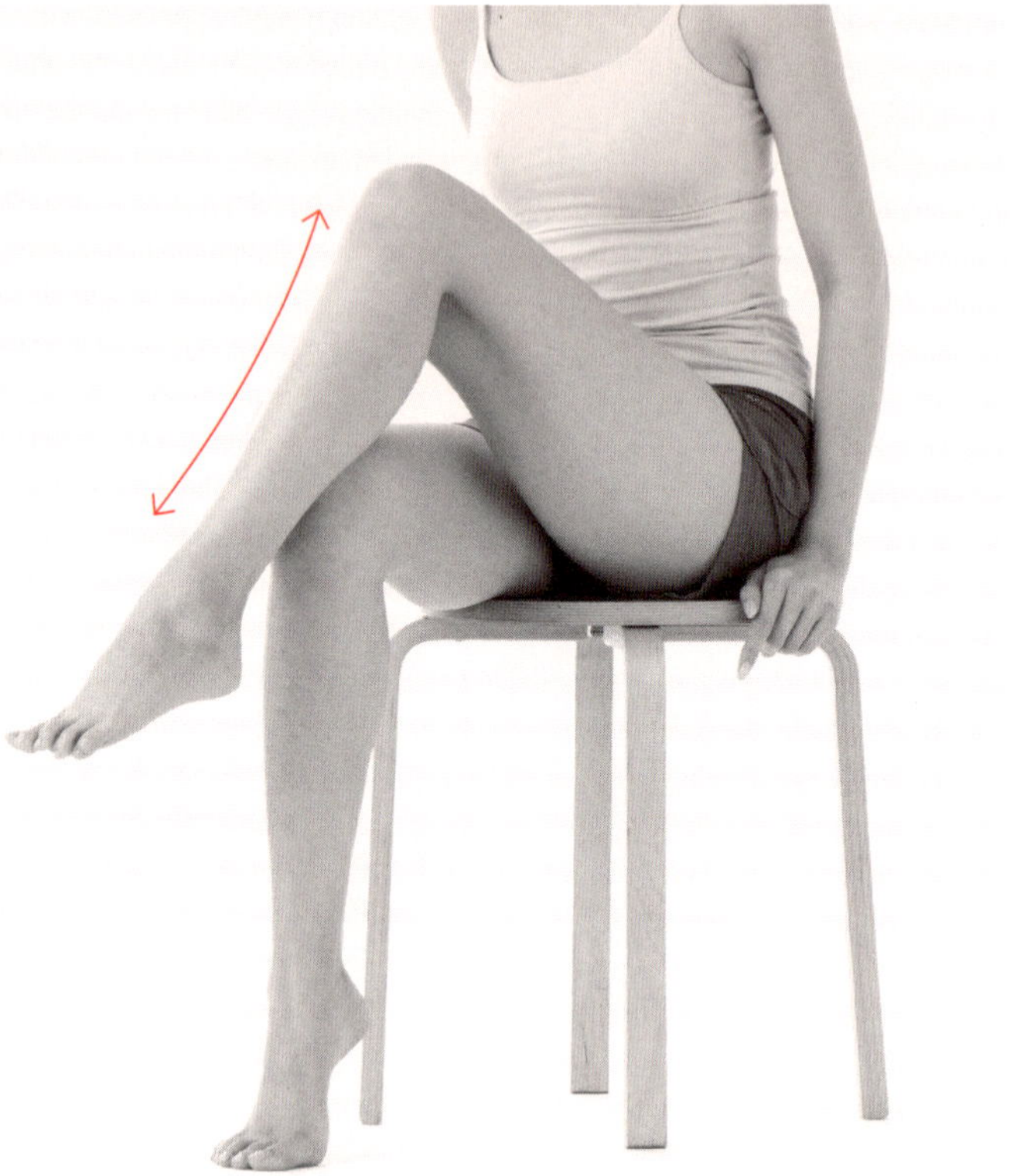

1

イスに腰かけ、足を組む。

2

組んだときに上になった足のふくらはぎを下の足のひざに当て、上になった足を上下に動かしてふくらはぎを刺激する。

※足の組み方を加減して、ふくらはぎ全体を刺激する。
※片側の足が終わったら、足を組み替えてもう一方の足も同様に行う。

デスクワークの人は、足を動かす機会が少ないために血液や体液が下半身に滞ってしまいます。仕事の合間にこの方法を取り入れるだけでも、足の状態がずいぶん変わります。疲労物質や老廃物がきちんと循環して排出されることで、疲れも感じにくくなるはずです。

【ふくらはぎ刺激の方法】つま先立ちを行う

こちらも、足を動かす機会が少ない人に行ってほしい方法です。

方法は、床に立ってかかとを上げ下げするだけ。ふくらはぎを触るわけではありませんが、これも立派なふくらはぎへの刺激になります。この運動は血栓《けっせん》（血の塊《かたまり》）ができるのを防ぐため、動脈硬化《どうみゃくこうか》（動脈にコレステロールや中性脂肪などがたまり、弾力性や柔軟性が失われた状態）や高血圧の人はぜひ取り入れてください。マッサージの代わりにもなりますが、マッサージに加えればなお効果的です。

仕事の合間などいつでもどこでも行えますが、女性はハイヒールを脱いで行ってください。ハイヒールで立つと、バランスを取るためにふくらはぎの筋肉が固定されて緊張してしまうので、効果が半減してしまいます。

ふくらはぎマッサージ「つま先立ち」の方法

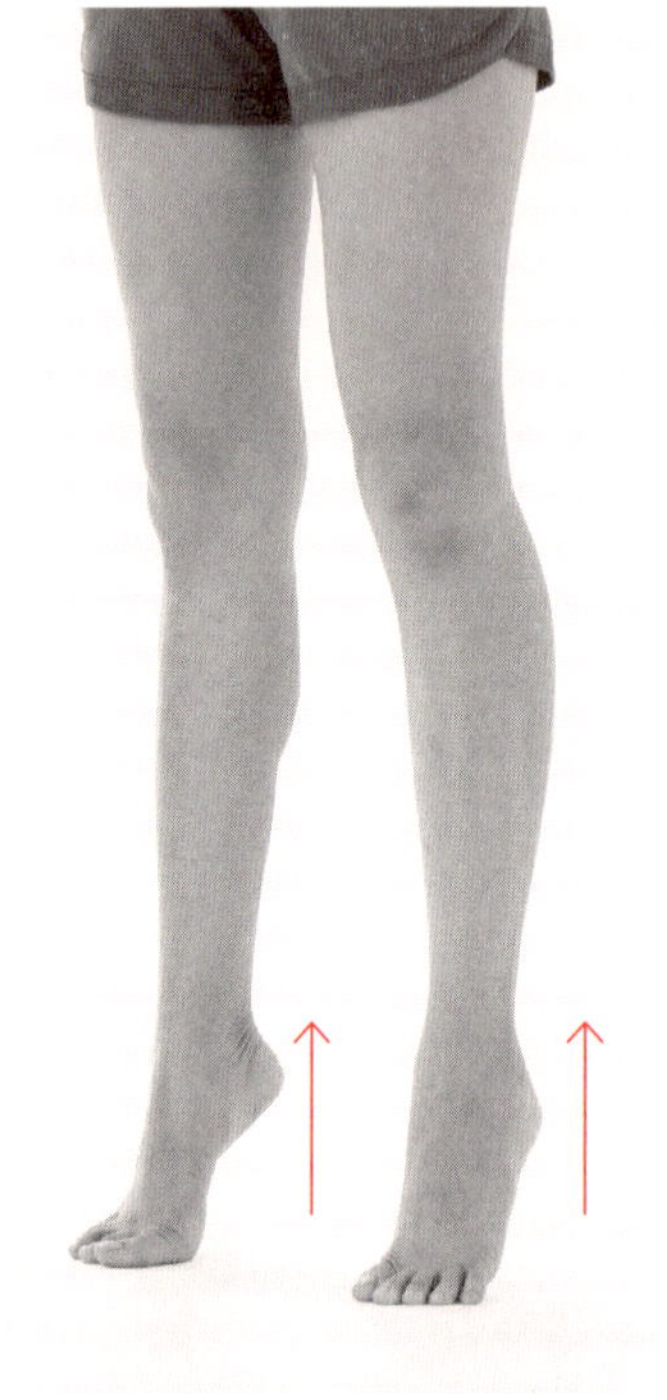

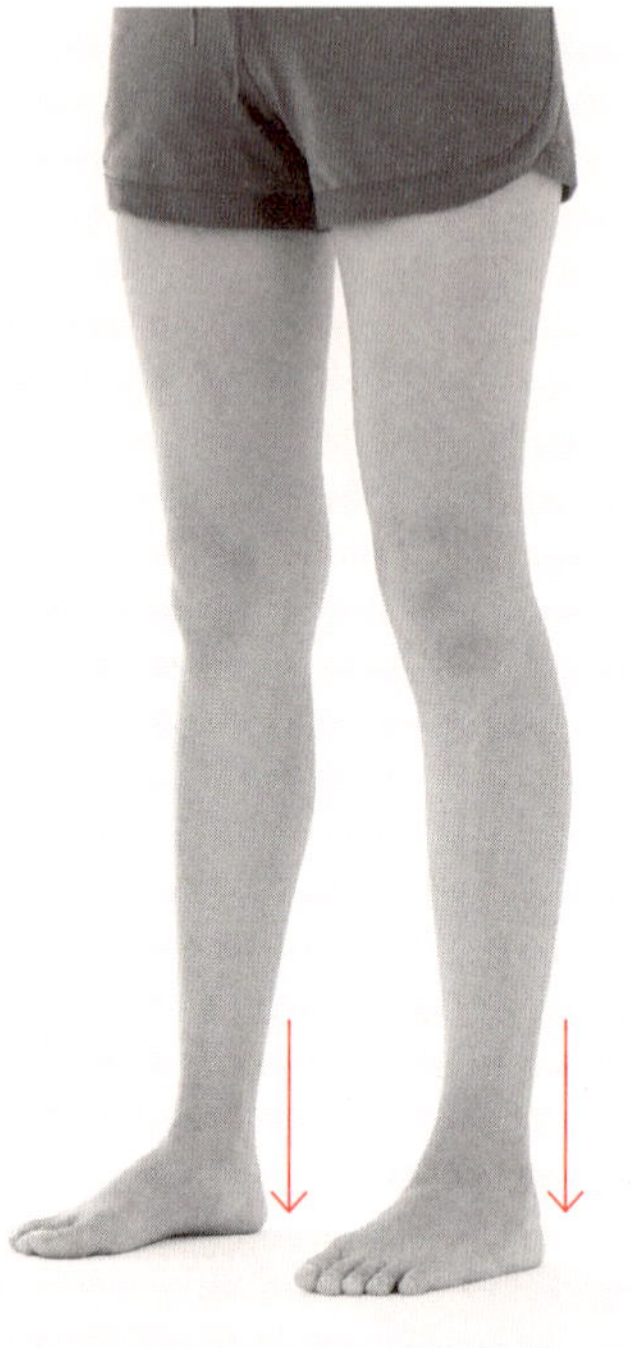

1

足を軽く開いた状態で、つま先で立つ。そのまま3～5秒ぐらいキープ。

2

かかとをゆっくりと下ろす。

※1～2をくり返す。
※立ち仕事や水仕事の最中にお勧め。ハイヒールは脱いで行うこと。

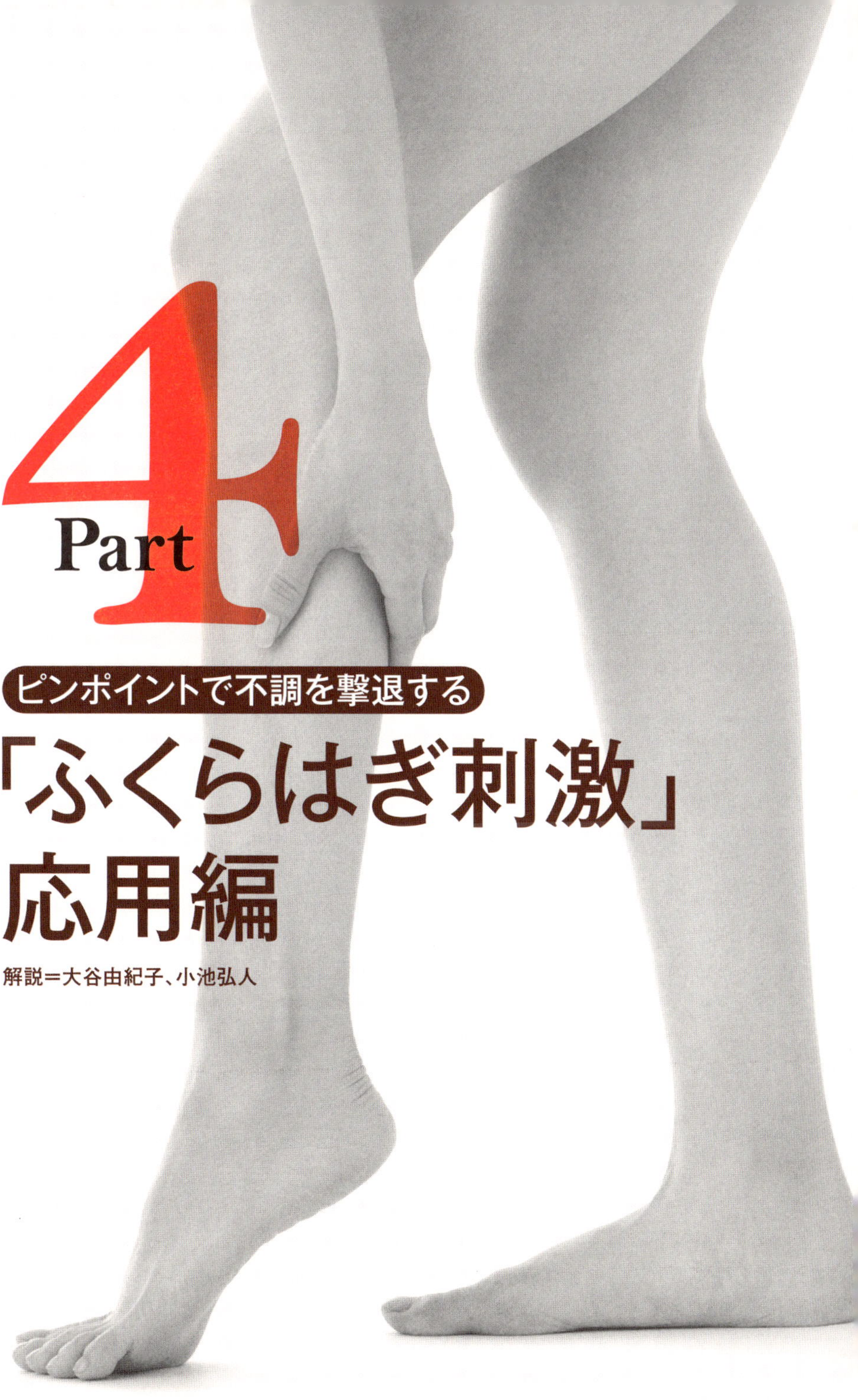

Part 4

ピンポイントで不調を撃退する

「ふくらはぎ刺激」応用編

解説＝大谷由紀子、小池弘人

足はツボの宝庫

前章では基本となるふくらはぎマッサージの方法をご紹介しましたが、本章では、「ふくらはぎにあるツボ」の刺激を取り入れ、より効果的に、ピンポイントで不調に対応する方法をご紹介したいと思います。第2章でご紹介した基本のふくらはぎマッサージを行って血液や体液を流してから、症状別のツボを刺激するといいでしょう。

少し、ツボについて説明しておきましょう。

ツボは、正式には穴位《けつい》といい、経絡《けいらく》（気《き》の通り道）の上に存在する穴位を経穴《けいけつ》といいます。第2章でもお話ししたように、東洋医学では「気《き》・血《けつ》・水《すい》」の3つの要素が滞《とどこお》りなく全身を巡っていれば健康が維持されるという考え方があります。

ツボはこの気が出入りするところであり、経絡が合流したり分枝したりする経絡上の重要な部分です。邪気《じゃき》（病気の原因となるもの）もツボを通して侵入し、経絡中のエネルギーの流れを停滞させます。ツボを刺激することで、足りない気は補われ、余分な気は散らされて気の流れがスムーズになります。

ツボを用いた鍼灸《しんきゅう》は、現在ＷＨＯ（世界保健機関）においても治療効果が認められており、東洋医学における重要な治療法として認知されています。そして、次ページの写真を見ればわかるように、足、特にふくらはぎ周辺にはたくさんのツボが点在しているのです。ツボの刺激は、その効果の高さに加えて自分でできることも大きな魅力。該当する症状があったら、ぜひふくらはぎマッサージの応用編として取り入れてみてください。

ツボの位置にこだわりすぎないこと

症状別の解説に移る前に、ツボの刺激全般にわたるアドバイスや注意をお話ししておきましょう。

まずは、ツボの位置についてです。

この本でもそうですが、ツボの位置は「どこどこから指３本分下がったところ」といった紹介をされることが多いです。ツボを正しくとらえることができると、押したときにゴリゴリしたり、こりを感じたり、ペコッとへこむような感じがあったり、痛いけれど気持

ふくらはぎにあるツボの数々

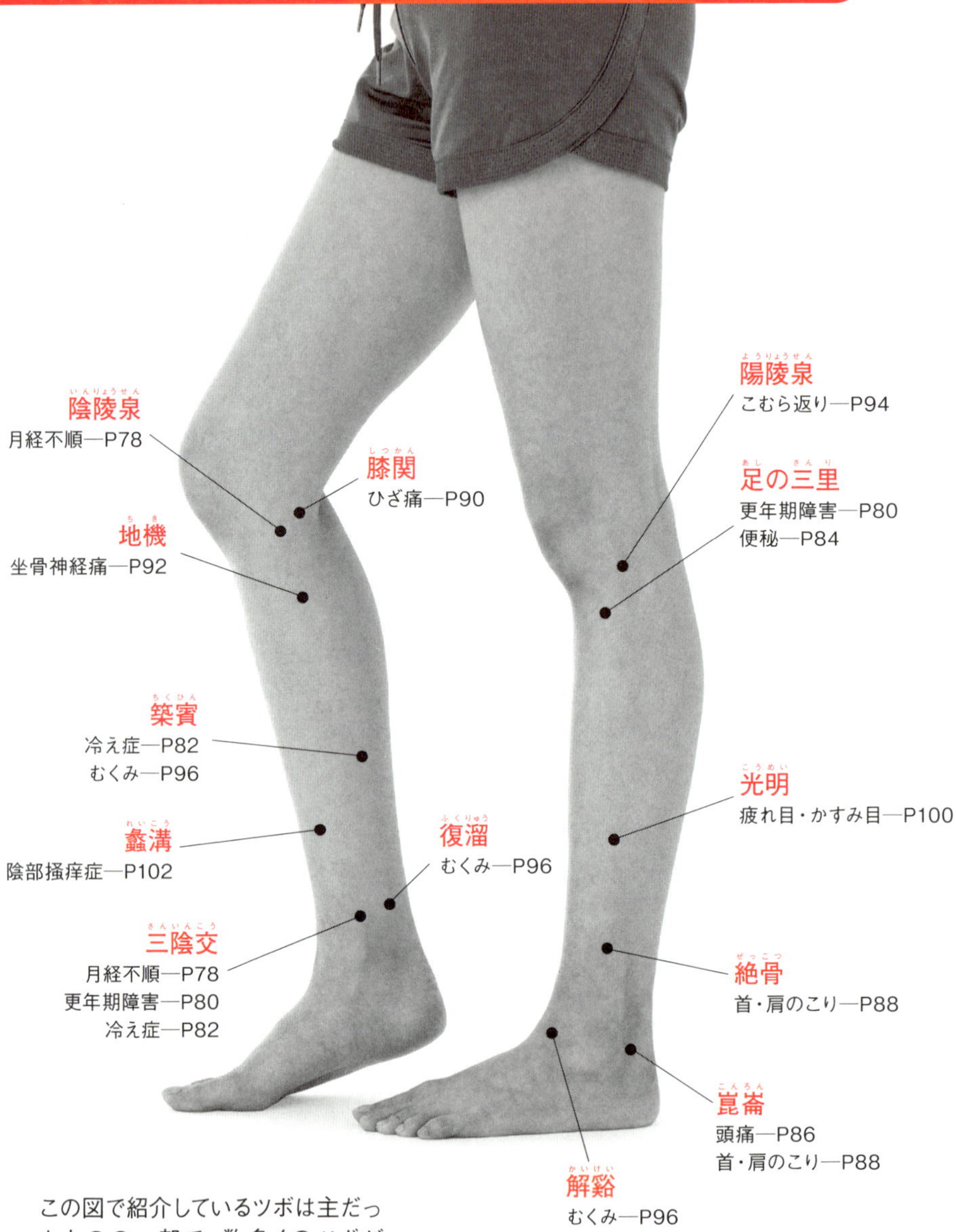

この図で紹介しているツボは主だったものの一部で、数多くのツボが足には点在しています。

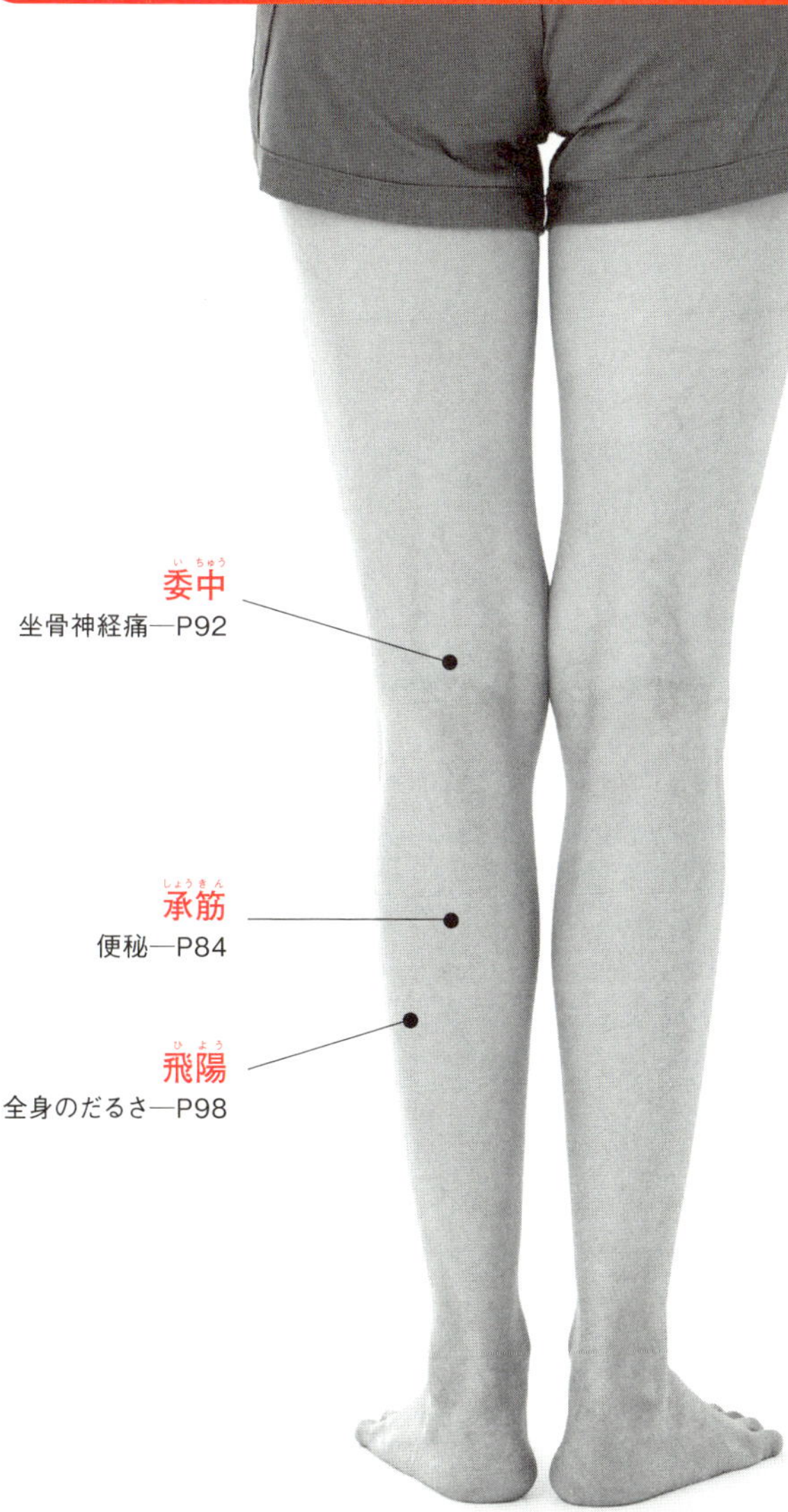

※いずれのツボも、両足にあります（上の写真は片足のみを表記してあります）。

ちがいいと感じたりします。

ですが、ツボの大きさは人によって違いますし、実はツボの位置は日ごと、時間ごとに移動することもあるのです。ですから、あまりツボの位置にとらわれずに、痛気持ちいいというところ、あるいはツボ周辺を押したりさすったりして刺激してください。

次に、ツボの押し方についてです。

基本のふくらはぎマッサージのあとに行うのがお勧めです。心身ともにリラックスしているとき、おふろ上がりなどの血行がよくなっているときが特に狙《ねら》いめですが、逆に疲れているときや症状が気になるときに刺激してもかまいません。

ゆっくりと息を吐きながら押し、息を吸いながら手を離しましょう。もみほぐすときは、ゆったりとした呼吸を心がけます。ツボの位置がよくわからないという人は、ツボの周辺にドライヤーの温風を当てたり、市販されている貼《は》るタイプのお灸《きゅう》を使用したりしてもよいでしょう。ドライヤーの温風は、ツボだけでなくふくらはぎや足全体に当てるのもお勧めです。いずれの場合も、ヤケドには注意しながら行ってください。

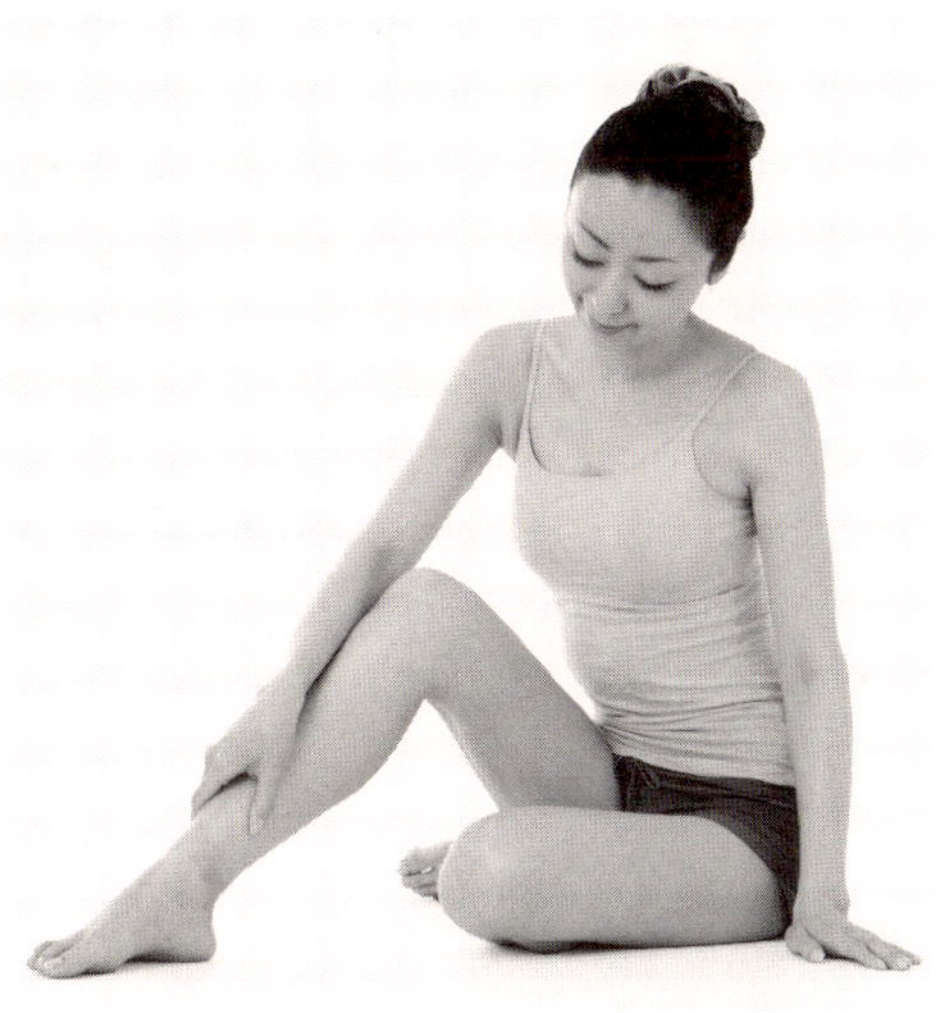

第2章の基本マッサージを行って循環をよくしてからポイント刺激を行いましょう。ツボは息を吐きながら押し、吸いながら手を離すのが基本。もみほぐすときもゆったりとした呼吸を心がけましょう。

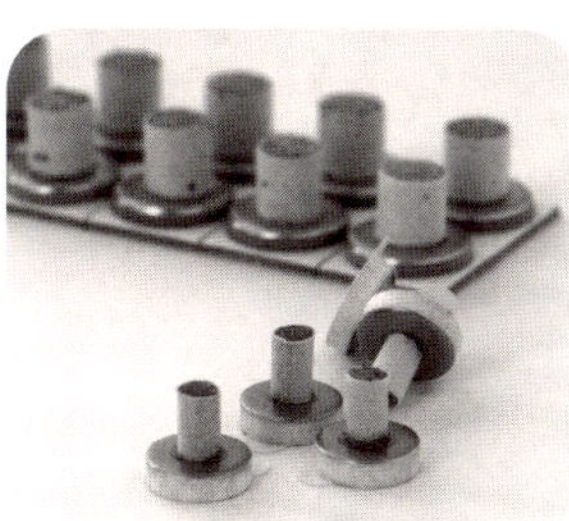

薬局で市販されている「貼るタイプのお灸」の数々。ほどよい温熱刺激で気・血・水の滞りを解消してくれます。火を使わないものなら、初心者も安全に使うことができます。

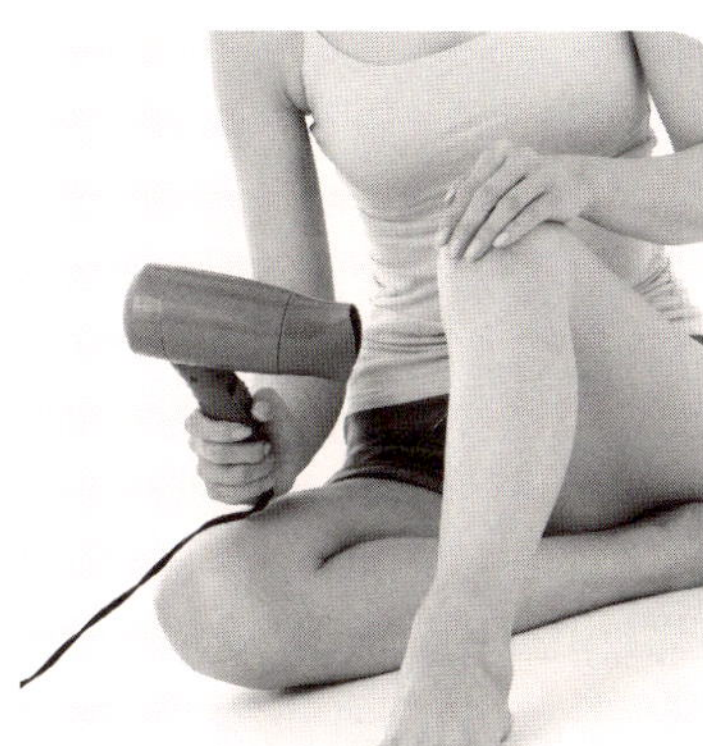

ツボ周辺やふくらはぎ全体にドライヤーの温風を当てて温める方法もお勧めです。

〈月経不順〉

「血」の滞りと「気」の不足を解消して症状を緩和

通常、月経周期は平均約28日で、25日〜38日の周期が正常範囲です。それより短い24日以下の場合は頻発《ひんぱつ》月経、39日以上を稀発《きはつ》月経といい、主に卵巣《らんそう》の働きが悪いために起こります。また、それまで順調だった月経が90日以上停止している状態を無月経といいます。また、月経時の出血量が極度に多い場合を過多《かた》月経、2日以下で終ってしまったり、出血量が非常に少なかったりする場合を過少《かしょう》月経といいます。さらに、月経期間が長かったり短かったりするのは月経不順です。

西洋医学では、骨盤《こつばん》内の血液の循環が悪くなることでこうした症状が引き起こされると考えられる一方で、東洋医学では、こうした生理不順は「血」の滞り（瘀血《おけつ》）であるとともに、「気」と「血」が不足することも原因と考えられます。いずれにせよ、重要となるのは血液をはじめとした体内の循環。ふくらはぎの刺激で気と血の巡りをよくしていきましょう。

月経不順に効くツボ

陰陵泉《いんりょうせん》

ひざの内側の出っぱりの下のくぼみにあります。

見つけ方

内くるぶしからひざの内側に向かってまっすぐ上がっていくと、ひざ下でくぼみに当たります。ここが陰陵泉《いんりょうせん》です。

三陰交《さんいんこう》

内くるぶしの少し上で、すねの骨（脛骨《けいこつ》）の後ろ側にあります。

見つけ方

親指を除いた４本の指をそろえ、人さし指を内くるぶしの頂点に当てます。このとき、小指のへりが当たっている骨の後ろのくぼみです。

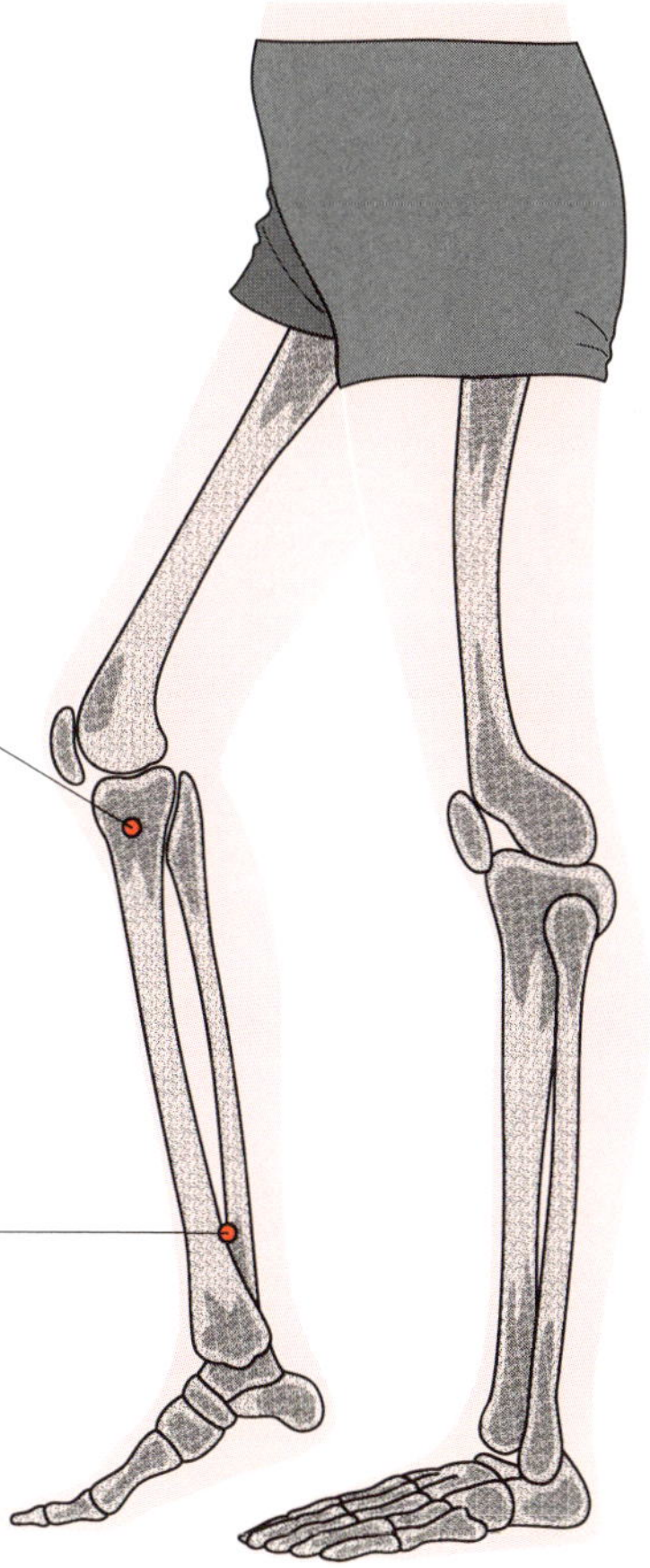

〔更年期障害〕

もみほぐすだけではなく温熱刺激も積極的に取り入れる

閉経をはさんだ前後の約10年間を更年期《こうねんき》といいます。更年期は女性ホルモンの分泌《ぶんぴつ》が低下するため、女性ホルモンのバランスが乱れることによって、体にさまざまな変化が起こります（更年期障害には個人差があり、症状を感じない人もいます）。よく見られるのは、ほてりやめまい、動悸《どうき》、発汗などをはじめとするさまざまな身体的症状です。また、不眠やイライラ、抑うつなど、精神的に不安定になることもあります。

更年期障害は、程度の差こそあれ女性であればだれしもが通るプロセスです。できるだけ症状を軽くするために、ふくらはぎのマッサージやツボの刺激で「気」「血」「水」のバランスを整えてあげましょう。

前項（生理不順）でも紹介した三陰交《さんいんこう》のツボは、女性特有の症状全般に効く万能ツボです。もみほぐすだけではなく、お灸やドライヤーの温熱刺激なども積極的に取り入れてください。ただし、ヤケドには注意しましょう。

更年期障害に効くツボ

足《あし》の三里《さんり》

ひざ下の骨の出っぱりの外側にあるくぼみの中にあります。

見つけ方

足のすねの骨の前へりを上になぞり、指が止まるところから2㎝ほど外側にあるひざ下のくぼみです。

三陰交《さんいんこう》

内くるぶしの少し上で、すねの骨（脛骨《けいこつ》）の後ろ側にあります。

見つけ方

親指を除いた4本の指をそろえ、人さし指を内くるぶしの頂点に当てます。このとき、小指のへりが当たっている骨の後ろのくぼみです。

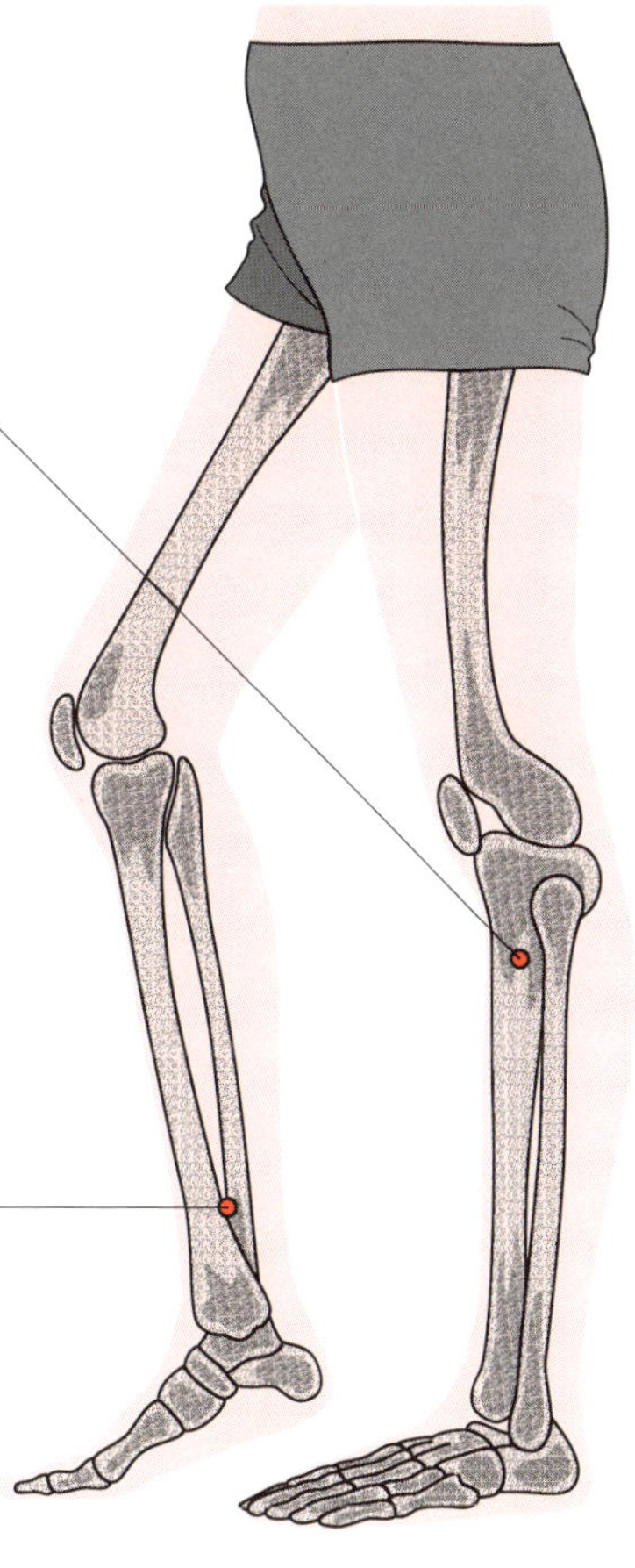

〔冷え症〕

体内の滞りを解消して万病の元「冷え」を撃退

人間には体温を一定に保つ機能が備わっています。ところが、血流が悪くなると毛細血管まで酸素や栄養分が行き渡らなくなって、いわゆる冷えた状態となります。手足が氷のように冷えるほか、肌荒れやくすみ、頻尿《ひんにょう》（トイレが近くなる）、膀胱炎《ぼうこうえん》、便秘や下痢《げり》、腰痛、頭痛なども、冷え症の一環として現れたり、冷えが原因で起こったりすると考えられます。冷えは、ありとあらゆる不調の元なのです。

東洋医学では、冷えは「気」「血」の不足や滞り、「水」の過多によって起こると考えられていますが、西洋医学にはいわゆる「冷え」という概念がなく、それだけに冷えは東洋医学が得意とする分野でもあります。基本のふくらはぎマッサージも体内の血液の循環をよくして冷えの解消に働きかけますが、ツボ刺激を取り入れるとより効果的です。

なお、不規則な生活やストレス、過度の冷房、冷たいものを飲んだり食べたりする、シャワーを使用するなど、冷えを誘発する生活習慣の見直しも積極的に行いましょう。

冷え症に効くツボ

築賓《ちくひん》

内くるぶしをまっすぐ上がっていったところにあります。

見つけ方

内くるぶしをまっすぐ上がって15㎝ほどのところにあります。腓腹筋《ひふくきん》とアキレス腱《けん》の移行部で、ヒラメ筋とアキレス腱の間です。

三陰交《さんいんこう》

内くるぶしの少し上で、すねの骨（脛骨《けいこつ》）の後ろ側にあります。

見つけ方

親指を除いた4本の指をそろえ、人さし指を内くるぶしの頂点に当てます。このとき、小指のへりが当たっている骨の後ろのくぼみです。

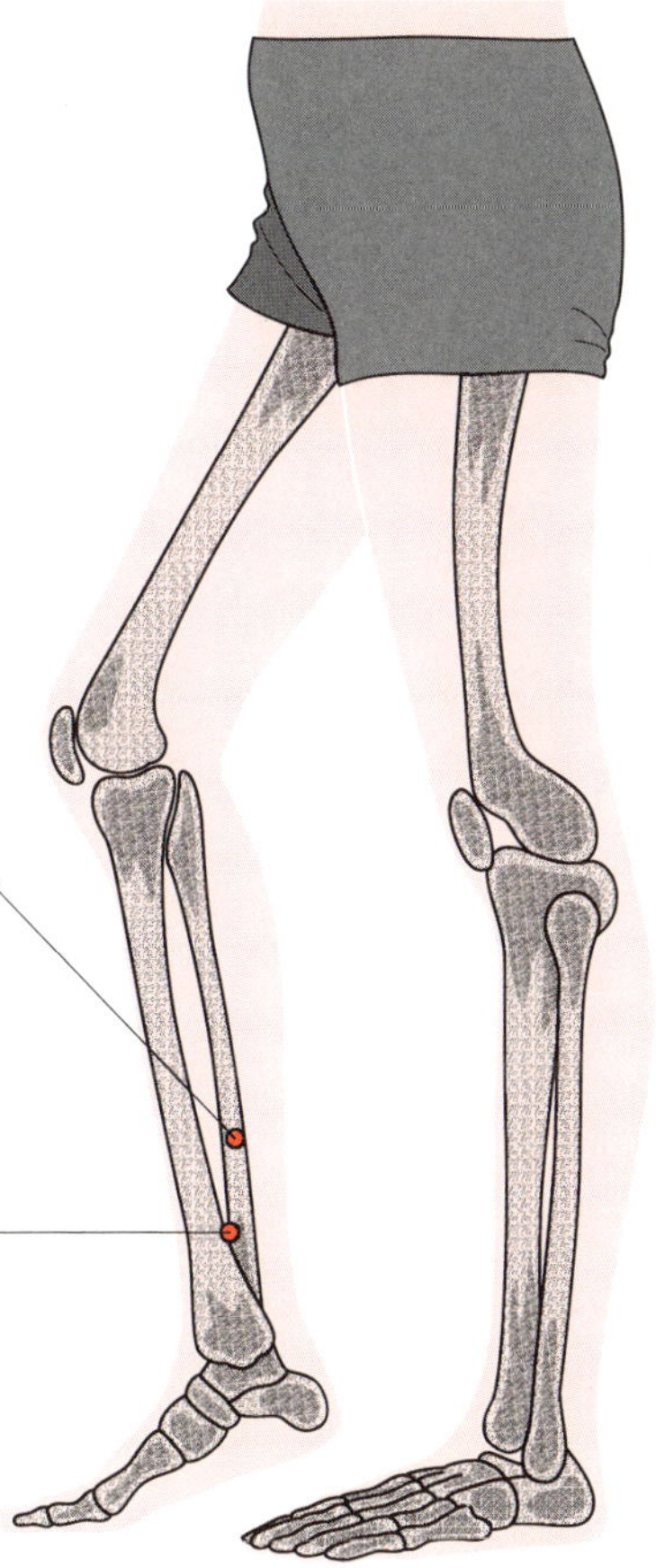

〔便秘〕

きちんと食べて消化し、出すという体内のサイクルを整える

多くの女性が悩む便秘。加齢で腸の機能が衰えた高齢者にもよく現れる症状です。また、排便の間隔が定期的であっても、残便感や腹部の張りがある場合は便秘と考えられます。体内の毒素や老廃物をため込んでしまい、さまざまな不調の原因になります。

便秘の大半は、生活習慣や食生活によって引き起こされます。無理なダイエットによる食事量の不足、食物繊維や水分の不足、ストレス過多、運動不足などです。こうした生活習慣に心当たりのある人は、まずは改善を心がけましょう。

東洋医学においては、上記のような生活習慣に加えて「血」が足りないために腸が乾燥し、便が出にくくなることも便秘の一因と考えられています。不足している栄養素や水分をきちんと取り、そのうえできちんと消化するという体内のサイクルを整えることが必要です。また、水分を取るときは、体内の浄化や冷えの解消を促す白湯《さゆ》がお勧めです。足のマッサージのあとはもちろん、朝の起き抜けや食事の前などにも飲むとよいでしょう。

便秘に効くツボ

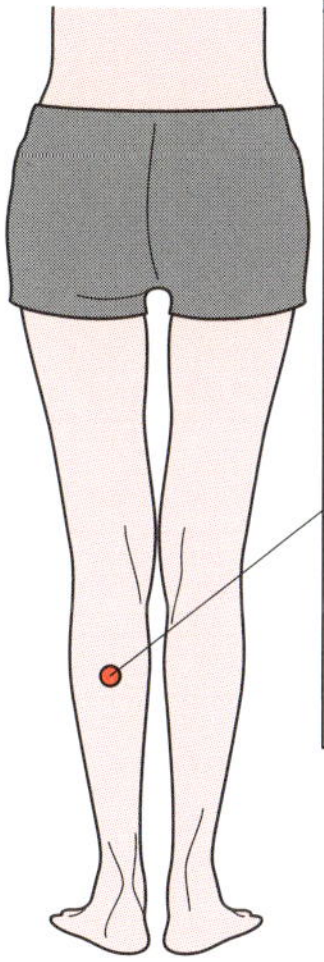

承筋《しょうきん》

ふくらはぎの真ん中のやや上寄りです。

見つけ方

アキレス腱《けん》の中央からふくらはぎの中央をなで上げていくと、腱と筋肉の境目に当たります。そこからさらに上がり、ふくらはぎがいちばん盛り上がっているところです。

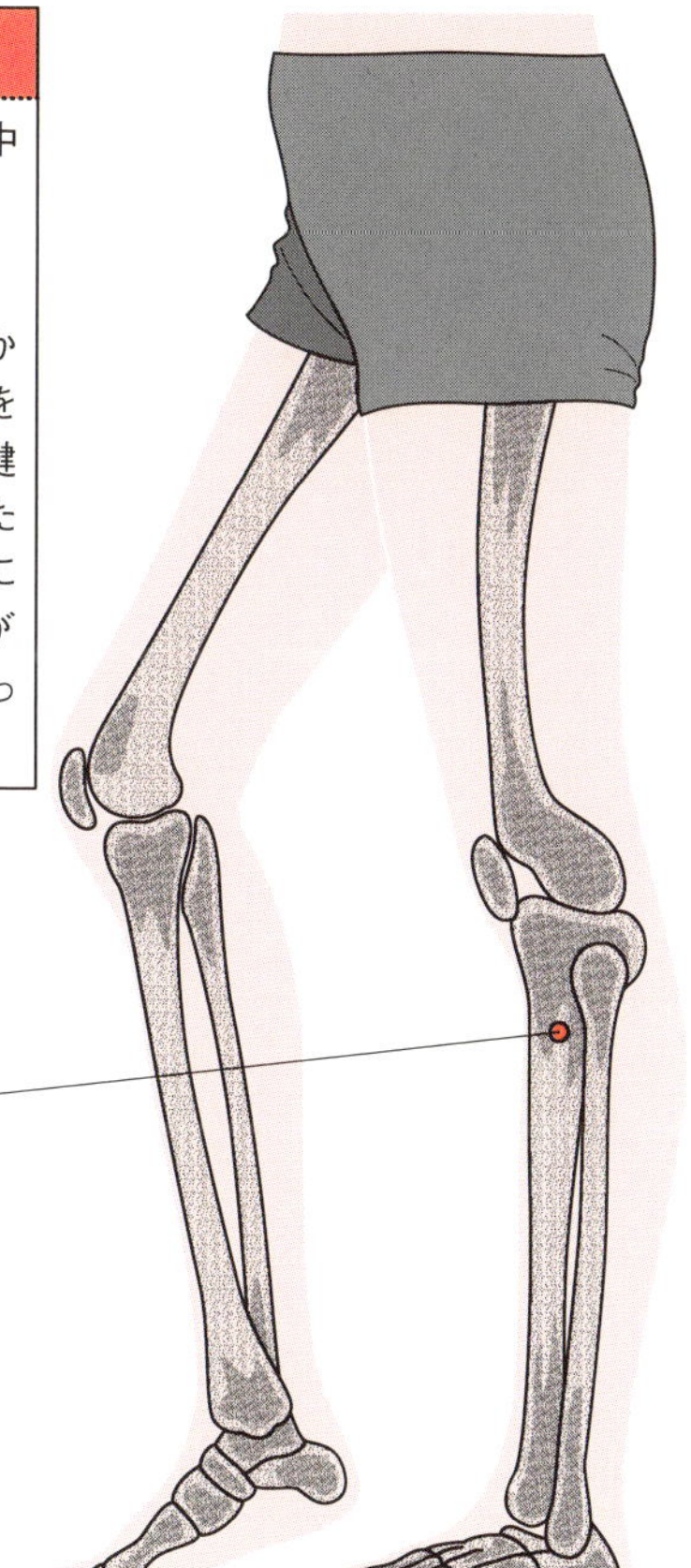

足《あし》の三里《さんり》

ひざ下の骨の出っぱりの外側にあるくぼみの中にあります。

見つけ方

足のすねの骨の前へりを上になぞり、指が止まるところから2㎝ほど外側にあるひざ下のくぼみです。

〔頭痛〕

ふくらはぎマッサージに加えてリラックスを心がける

頭痛にはさまざまな種類があり、その原因も多種多彩ですが、はっきりとした原因がわからないことも多いようです。ただし、急激に起こる激しい頭痛、吐き気やめまいを伴うような頭痛は、必ず病院で精密検査を受けましょう。

それ以外の慢性的な頭痛、検査をしても原因が特定されない頭痛の場合は、頸椎《けいつい》（首の部分の背骨）のゆがみやねじれ、首周りの筋肉の異常な緊張が痛みの発生に関係していると考えられます。また、緊張型頭痛と呼ばれるタイプの頭痛では、パソコンなどによる眼《がん》精疲労《せいひろう》に加え、姿勢の悪さによって頭部につながる通路である首や肩の筋肉が異常に緊張し、その部分で血流障害が起こったために頭に行く血液量が不足して痛みが起こる、と考えられています。

ふくらはぎのマッサージで全身の血行をよくすることに加えて、同じ姿勢を続けない、軽くストレッチをするなど、できるだけ筋肉の緊張をほぐすことを心がけましょう。

頭痛に効くツボ

崑崙《こんろん》

外くるぶしのすぐ後ろ側にあります。

見つけ方

外くるぶしの中央から、アキレス腱《けん》に向かって指を沿わせると、くぼみに当たります。そこが崑崙《こんろん》です。

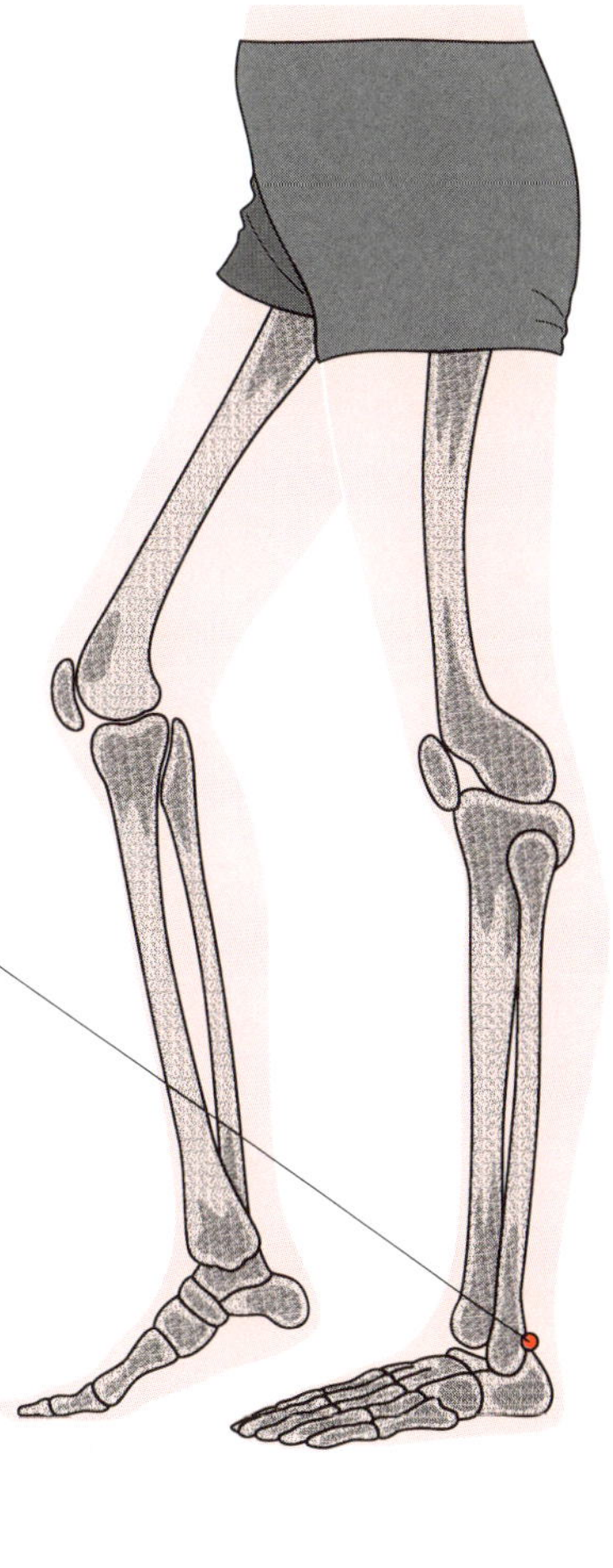

〔首や肩のこり〕

全身の血液循環の要であるふくらはぎからこりにアプローチ

首や肩のこりの原因でいちばん多く見られるのが、筋肉の疲労です。毎日の疲労を解消しないままでいると、筋肉に疲労物質がたまって周囲の筋肉が硬くなり、血管を圧迫するために血行が悪くなります。そのため、血液の流れに乗せて疲労物質を取り除くことが難しくなります。慢性的な首や肩のこりは、こうした血行不良が原因で起こります。東洋医学でも、肩や首のこりは「血」と「気」が滞ることで起こるとされています。

デスクワークなどで長時間同じ姿勢を取っていたり、パソコンやテレビの画面を見続けたりして目を酷使するなど、こりを招く原因はさまざまですが、こりを解消するには血行をよくすることが一番です。肩や首は足とは遠く離れている部位ですが、足は全身の血液循環の要《かなめ》。ふくらはぎから肩こりにアプローチしてみましょう。また、足浴《あしよく》（足だけをお湯につける入浴法）や半身浴《はんしんよく》（みぞおちから下だけをぬるめのお湯につける入浴法）などで下半身の冷えを取り除くことも効果があります。

首や肩のこりに効くツボ

絶骨《ぜっこつ》

外くるぶしの中央を上がったところにあります。

見つけ方

外くるぶしの頂点から、親指を除いた指の幅4本分上がったところです。外くるぶしから骨に指を沿わせると骨が消える（触れなくなる）部分のため、絶骨《ぜっこつ》といいます。

崑崙《こんろん》

外くるぶしのすぐ後ろ側にあります。

見つけ方

外くるぶしの中央から、アキレス腱《けん》に向かって指を沿わせると、くぼみに当たります。そこが崑崙《こんろん》です。

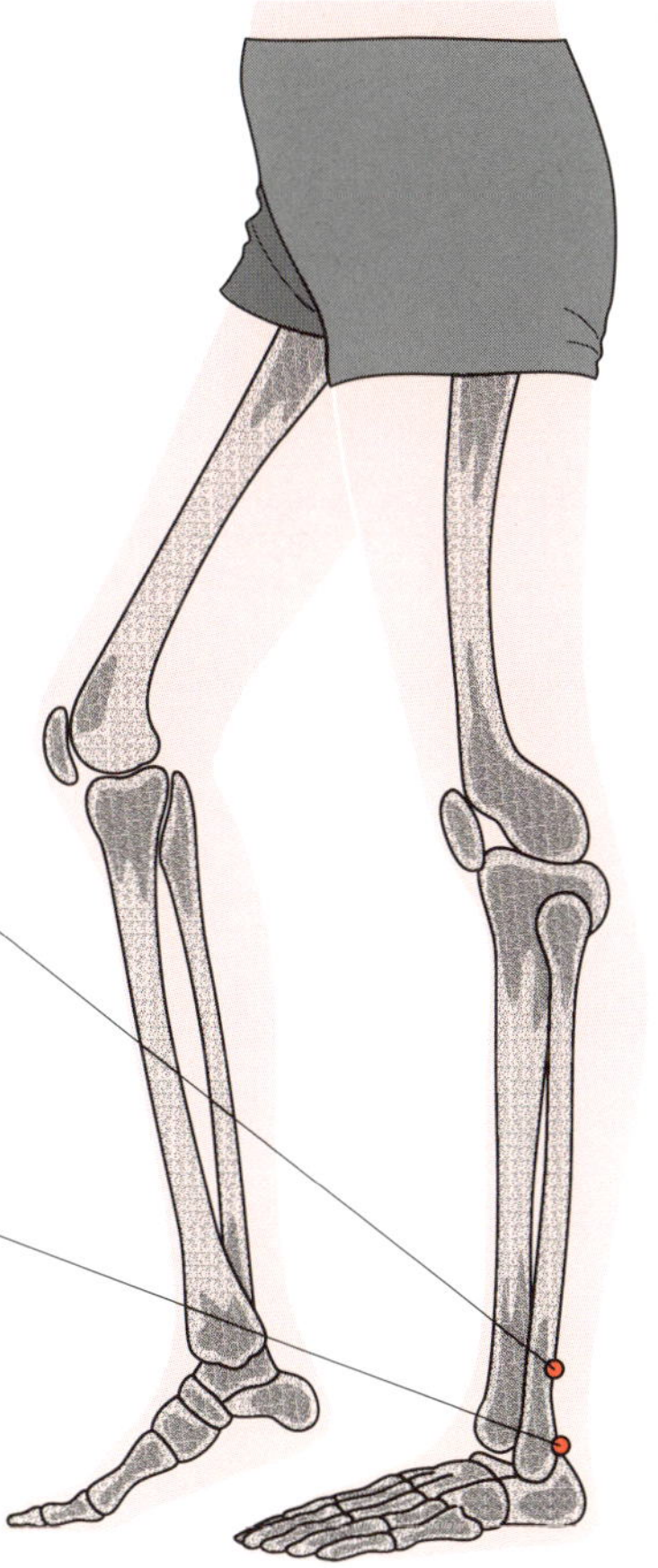

〔ひざ痛〕

ふくらはぎの筋肉の質をよくして痛みを予防する

階段の上り下りがつらい、正座ができない、歩くと痛いなど、ひざ痛の症状は人によってさまざまですが、最も多く見られるのはひざの関節内部の軟骨《なんこつ》が老化などによってすりへり、痛みや炎症を起こす変形性膝関節症《へんけいせいしつかんせつしょう》です。軟骨は、関節どうしの間でクッションのような役目を担っています。ところが、長年に渡って関節を使い続けていくと、骨がぶつかり合って軟骨がすりへっていき、クッションの役目を果たせなくなるというわけです。体重をかけたり、動かしたりすると痛くなるのが特徴ですが、ひどくなると安静時にも痛みが起こり、関節のなかに水がたまることがあります。普通、注射で水を抜く方法が取られていますが、それよりも水を流すことが大切です。

また、足の筋肉の質をよくし、筋肉を強化することも痛みの緩和や予防につながります。基本のふくらはぎマッサージとツボの刺激で体内の「気」「血」「水」の流れをよくし、質のよい筋肉を作っていきましょう。

ひざ痛に効くツボ

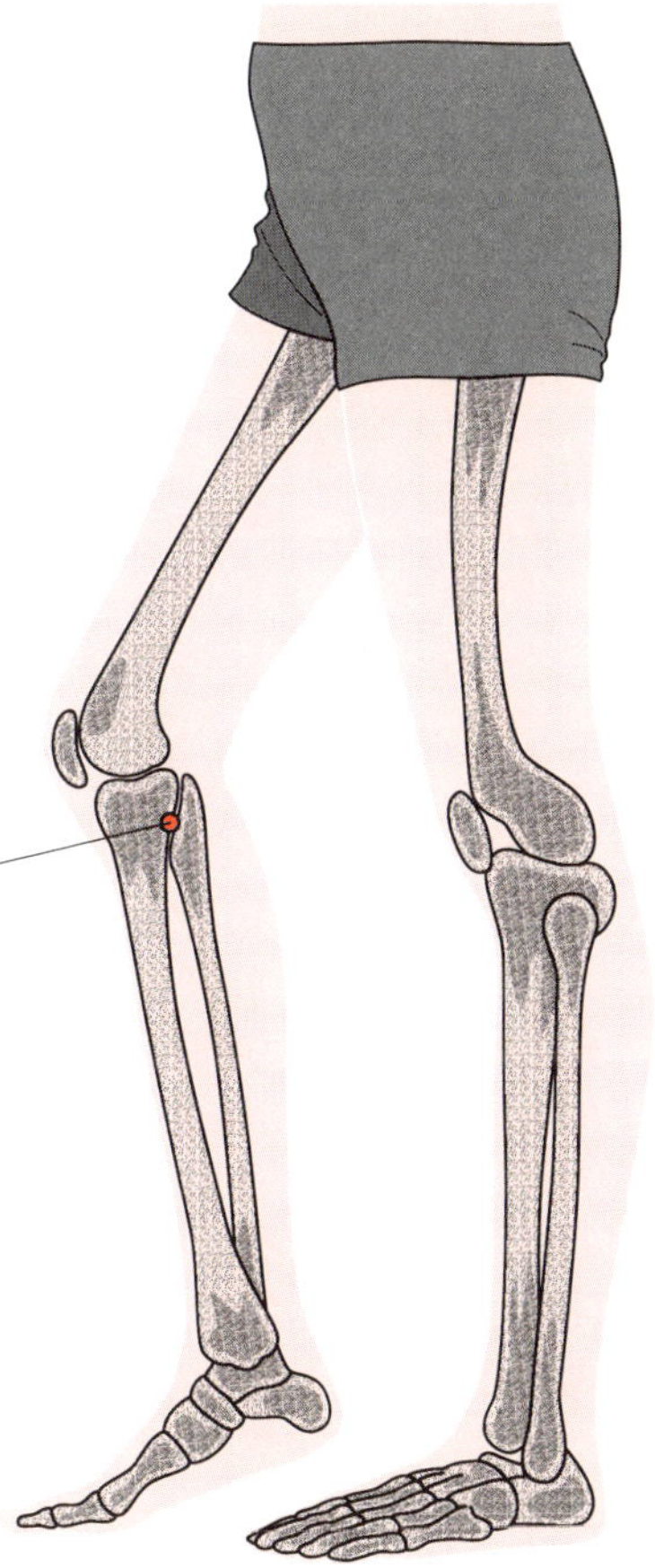

膝関《しつかん》

ひざの内側の出っぱりの下のくぼみの後ろにあります。

見つけ方

内くるぶしからひざの内側に向かってまっすぐ上がっていくと、ひざ下でくぼみに当たります（陰陵泉《いんりょうせん》）。そこから指の幅1本分後ろのところです。

〔坐骨神経痛〕

神経の通り道であるふくらはぎを念入りにもみほぐす

坐骨神経痛《ざこつしんけいつう》とは、臀部《でんぶ》（おしり）から太ももの後面にかけて痛みやしびれを自覚する症状の名称です。坐骨神経は、腰から太もも、ふくらはぎを経て足の末端にかけて伸びている太くて長い神経です。坐骨神経沿いに何かしらの圧迫や刺激が加わると、この神経に沿った領域に痛みやしびれの症状が出てしまうのです。

坐骨神経は、ふくらはぎを縦断しています。そのため、ふだんからふくらはぎを入念にもみほぐしておくことが、予防や症状の改善に非常に効果的です。まずは60ページの「足の後ろ側のマッサージ」を念入りに行い、あわせてツボの刺激を行いましょう。ふくらはぎだけでなく、太ももの筋肉をほぐすこともお勧めです。ただし、痛みがひどいときは強い刺激は避けましょう。

なお、坐骨神経痛は進行性のものも多く、ひどくなると歩行も困難になるので、改善が見られないときや症状がひどいときは、早めに医療機関で治療を受けてください。

坐骨神経痛に効くツボ

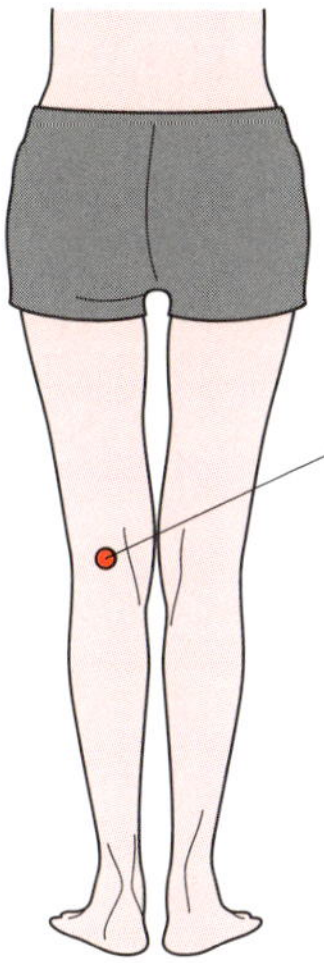

委中《いちゅう》

ひざ裏の真ん中にあります。

見つけ方

ひざを曲げたときにできる横ジワの中央です。

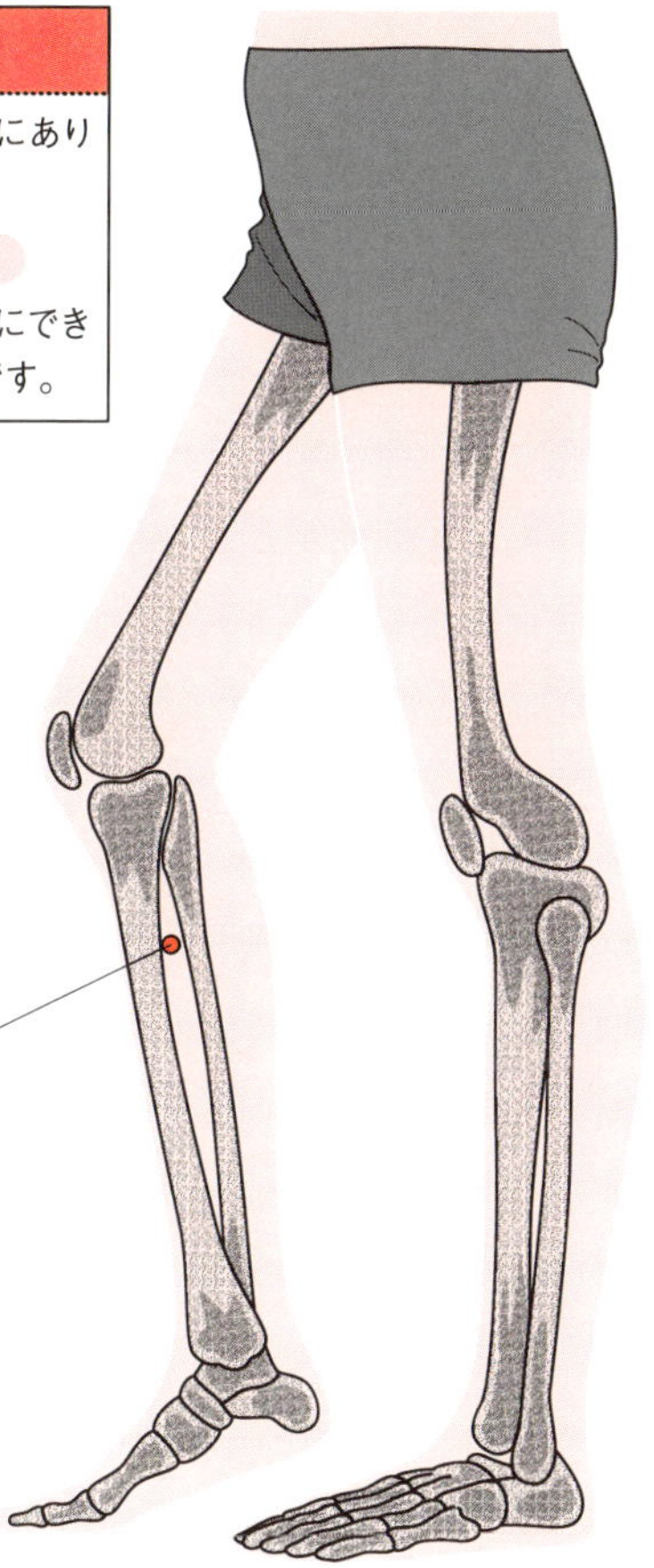

地機《ちき》

すねの骨（脛骨《けいこつ》）の内側で、ひざのやや下にあります。

見つけ方

向こうずねの内側で、ひざの後ろの横ジワの高さから指5本分下寄りのところです。

〔こむら返り〕

寝る前のふくらはぎマッサージで発症を予防

こむら返りの「こむら」とはふくらはぎを指します（ふくらはぎ以外にもこむら返りは起こります）。激しい痛みを伴うこむら返りは、ふくらはぎの腓《ひ》腹筋《ふくきん》や、すねの外側にある前脛骨筋《ぜんけいこつきん》がけいれんすることによって起こります。疲労や冷えなどによって、筋肉に疲労物質が蓄積したり、酸素の供給不足が生じたりして筋肉が異常収縮した状態です。

こむら返りが起こったら、収縮した筋肉を逆方向に伸ばすようにしてマッサージし、温湿布をするとよいでしょう。陽陵泉《ようりょうせん》のツボ刺激も効果があります。また、ふだんからふくらはぎを柔らかくして筋肉の状態をよくしておけば、予防に役立ちます。就寝中にこむら返りが起こることも多いので、寝る前にマッサージを行うとよいでしょう。

ちなみに、こむら返りには「芍薬甘草湯《しゃくやくかんぞうとう》」という漢方薬が非常に効果を現します。慢性的なこむら返りに悩む人、マッサージをしても症状が改善しない人は、一度漢方薬というアプローチを試してみるのもお勧めです。

こむら返りを予防するツボ

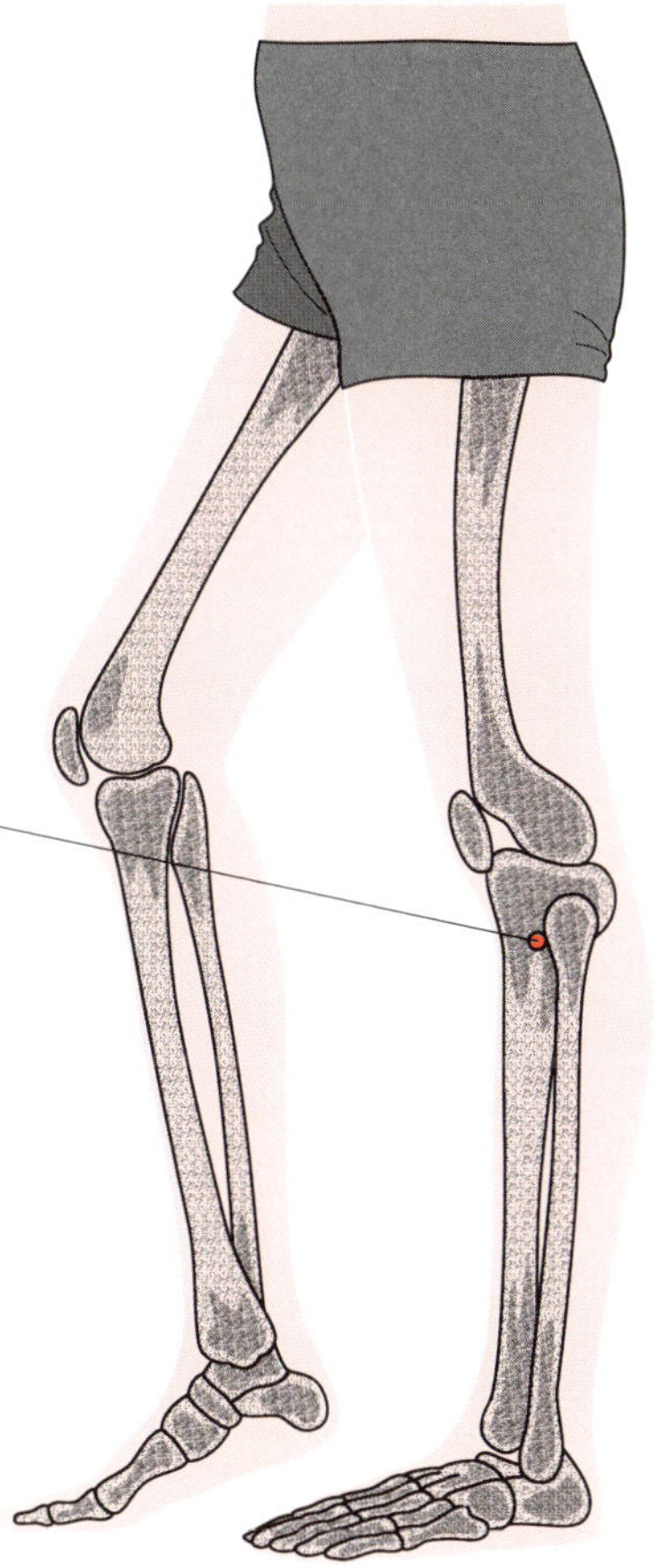

陽陵泉《ようりょうせん》

ひざの外側にある骨の出っぱりの前寄り下のくぼみにあります。

見つけ方

外くるぶしからひざに向かってまっすぐ上がると、ひざの外側にある骨の突起にぶつかります。そこから指の幅1本分下がったくぼみの前側です。

〔むくみ〕ツボ刺激で水分の排出をスムーズにする

ふくらはぎに最もよく現れる症状として、むくみについては第1章や第2章でもお話ししてきました。心臓《しんぞう》や腎臓《じんぞう》の病気からくるむくみはただちに治療が必要ですが、東洋医学でいうところの水滞《すいたい》（体内で水分が滞ること）によって起こる一般的なむくみは、日々のふくらはぎマッサージで改善していくでしょう。

ただ、最近はストレス過多や血行不良、筋力の低下といった要因が絡《から》み合い、ひどいむくみが慢性化している人も少なくありません。ふくらはぎとむこうずねを5秒くらい指で押してみてください。すぐに元に戻らずにしばらく跡《あと》が残るようなら、むくみにより体内の水が停滞している証拠です。こうした人は、基本のふくらはぎマッサージに加えてツボの刺激を取り入れてください。むくみに効くツボは、解谿《かいけい》、復溜《ふくりゅう》、築賓《ちくひん》の3つです。慢性的なむくみは血液やリンパ液の循環を改善し、水分の排出をスムーズにして、その日のうちに解消することが大切です。日々、じっくりと刺激してあげましょう。

むくみに効くツボ

築賓《ちくひん》

内くるぶしをまっすぐ上がっていったところにあります。

見つけ方

内くるぶしをまっすぐ上がって15㎝ほどのところにあります。腓《ひ》腹筋《ふくきん》とアキレス腱の移行部で、ヒラメ筋とアキレス腱の間です。

復溜《ふくりゅう》

内くるぶしの後ろななめ上にあります。

見つけ方

内くるぶしから指2本分上がり、そこからさらに指の幅2本分後ろに進んだところです。

解谿《かいけい》

外くるぶしの前側にあります。

見つけ方

つま先を引き寄せるように足を曲げると、足と足首の間にシワができます。このシワの中央にあります。

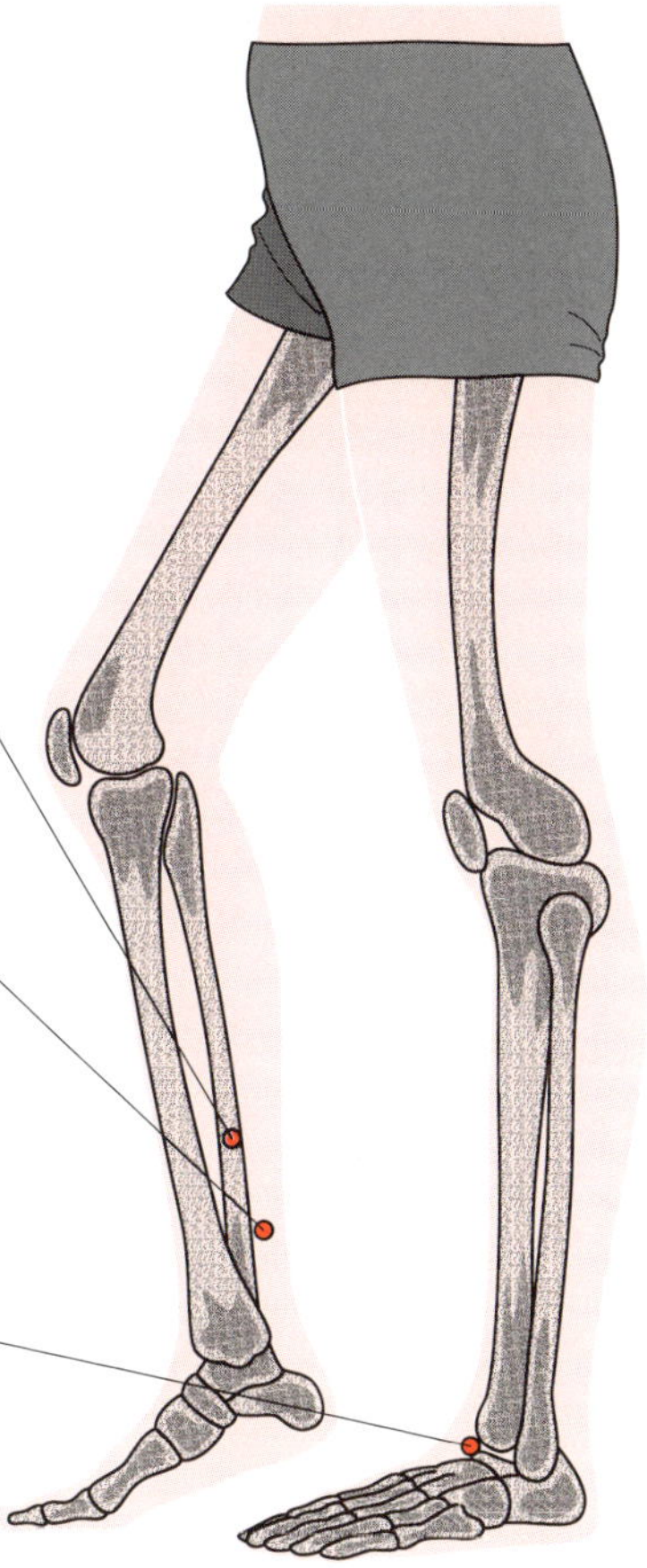

〔だるさ〕

ふくらはぎ刺激で気を補い、滞った老廃物を排出

病気ではないけど、なんだか体が重だるい、疲れが抜けない……。こうしただるさや疲れは、心身のバランスがくずれたときに出やすくなります。また、東洋医学では「気」が足りないときに起こる症状とされています。

一時的なだるさや疲れは、早めに休養をとれば改善しますが、ほうっておくと自律神経《じりつしんけい》（心臓の拍動をはじめ無意識下で体内のさまざまな機能を調整する神経）やホルモンのバランスも乱れて内臓の機能が低下してくるため、疲れはさらにたまりやすくなります。

だるさを解消するには、早めのケアが大切です。ふくらはぎを刺激することで、足りない気を補い、滞った気や血の流れを改善して老廃物をどんどん排出しましょう。飛陽《ひよう》のツボ刺激を加えると、体に活力を与えることもできます。また、足りない気は呼吸で補うことも重要です。ゆっくり吐いてゆっくり吸うことを意識し、深呼吸を積極的に取り入れてください。そして何より、だるさを感じたら無理をしないで休養を取ることをお忘れなく。

だるさに効くツボ

飛陽《ひよう》

ふくらはぎの中央から少し外に寄ったところにあります。

見つけ方

外くるぶしの後ろ側のくぼみから指をまっすぐ上らせていき、ふくらはぎの筋肉のふくらみに当たったところです。腓《ひ》腹筋《ふくきん》とヒラメ筋との間になります。

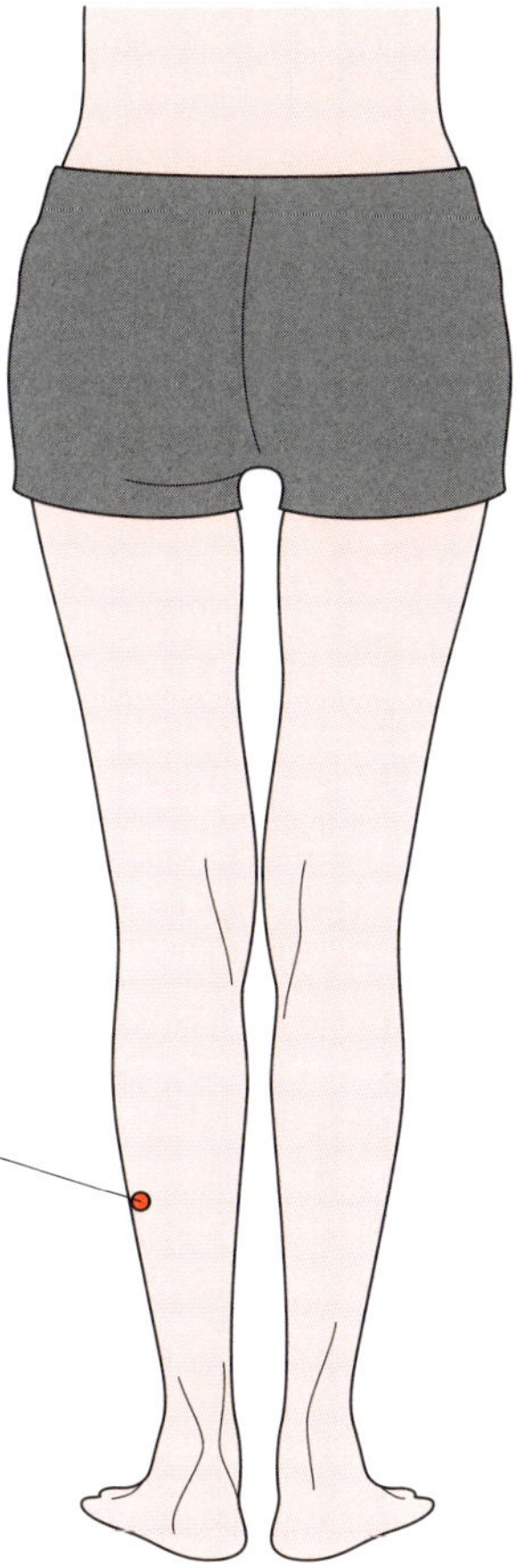

こり〈疲れ目・かすみ目〉

こりによる血流の停滞を撃退し筋肉の緊張をほぐす

パソコンの画面などを近くで長時間見続けたり、目を酷使したりすると、目の水晶体《すいしょうたい》（レンズに当たる部分）や毛様体《もうようたい》（ピントを合わせるための組織）の筋肉に緊張状態が続いて疲れ目になり、かすみや視力低下、ドライアイなどの症状が起こってきます。

こうした疲れ目やかすみ目の症状を訴える人の多くが肩や首のこりを訴えるように、こりによる血流の停滞も、疲れ目やかすみ目の大きな原因のひとつとなります。通常のふくらはぎマッサージに加えて光明《こうみょう》のツボを刺激すると、こうした疲れ目の症状にも効果的です。

東洋医学では、目は五臓六腑《ごぞうろっぷ》すべての病気とかかわりがあり、目の状態は全身の状態を反映するものと考えられます。ストレスや体全体の疲れ、不摂生もてきめんに目に反映しますから、ふだんから体調を整えることを心がけましょう。もちろん、毎日のふくらはぎマッサージもその手助けをしてくれます。

疲れ目・かすみ目に効くツボ

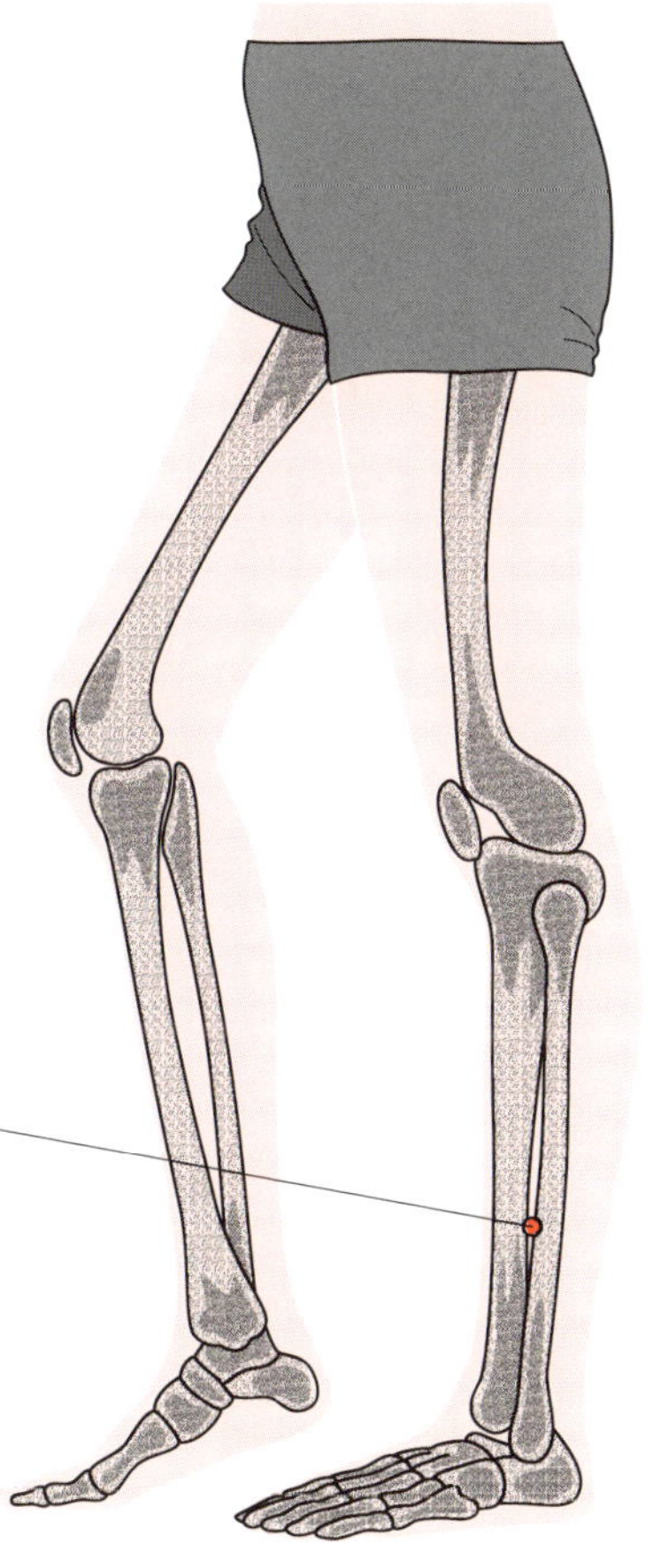

光明《こうめい》

外くるぶしを上がったところにあります。

見つけ方

外くるぶしの頂点から指の横幅７本分まっすぐ上がったところ、腓骨《ひこつ》の前側にあります。

〔陰部搔痒症〕

マッサージとツボ刺激で免疫力を上げる

もともと女性の外陰部《がいいんぶ》は分泌腺が多いうえに、常におりものや尿、便にさらされています。しかも神経的にもデリケートな部分のために、少しのことでかゆみが生じやすいのです。下着や生理用品などによる接触性皮膚炎（かぶれ）などのほかに、糖尿病や肝臓病など他の病気の一部の症状として現れるかゆみ、心因性で起こるかゆみ、疲れやストレスで免疫力《めんえきりょく》（病気や病原菌に対抗する体のシステム）が低下し、菌のバランスがくずれて起こるかゆみなど、さまざまな原因で起こるかゆみがあります。

かぶれやほかの臓器が原因で起こるかゆみは、原因を取り除けば自然に治まりますが、心因性のものや免疫力の低下によって起こるかゆみは、ツボの刺激やマッサージで免疫力を高め、全身の健康状態を底上げすることで意外な効果を発揮することがあります。また、どのかゆみの場合も、かき過ぎないようにすることが大切です。石けんでの洗いすぎにも注意しましょう。

陰部掻痒症に効くツボ

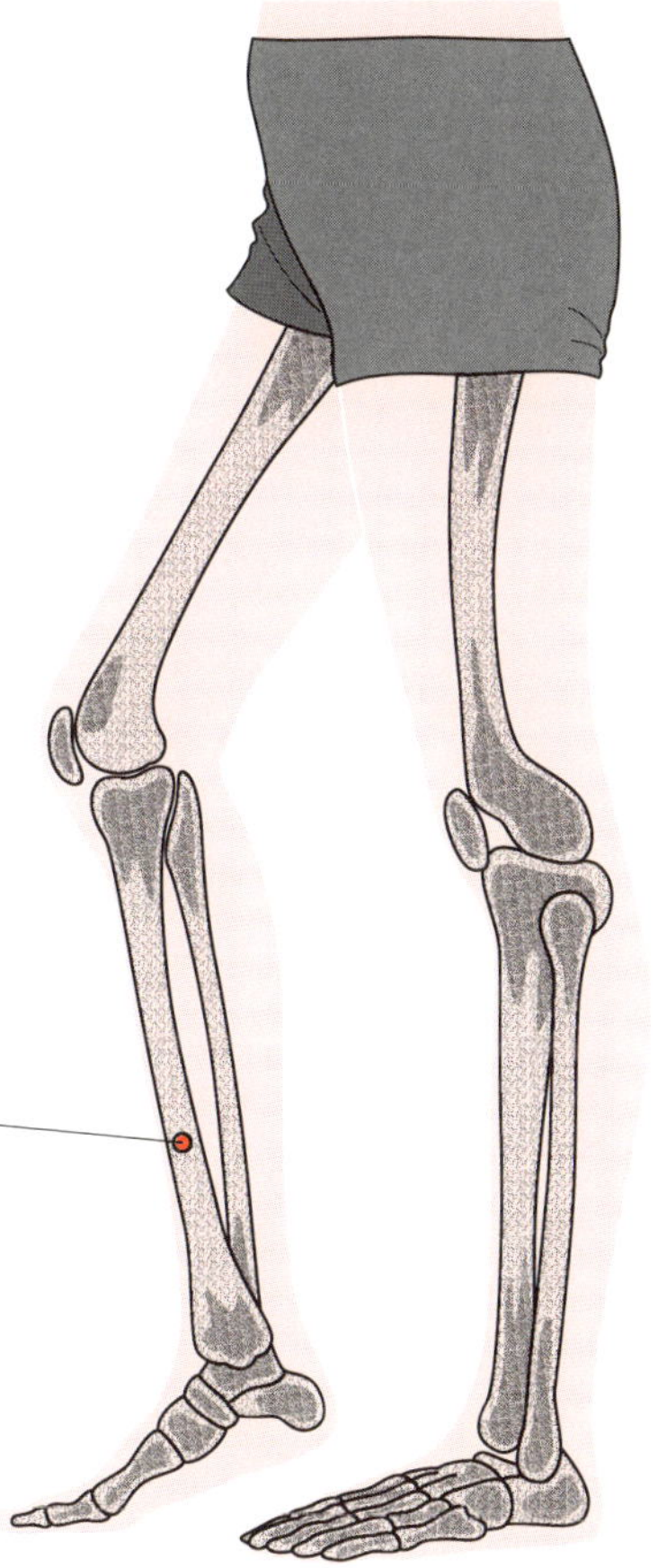

蠡溝《れいこう》

俗に「弁慶《べんけい》の泣き所」といわれる箇所で、向こうずねの中央部分にあります

見つけ方

内くるぶしからまっすぐ指の幅 5 本分上がり、そこからさらに前面に指の幅1本分前に行くとすねの骨（脛骨《けいこつ》）に当たります。その脛骨の内側の真ん中が蠡溝《れいこう》です。

〔ダイエット〕
基本のマッサージに足浴と湯たんぽを加えて代謝をアップ

多くの女性が気になるダイエットに関しても、お話ししておきます。この項のみ、ツボ刺激以外の方法をお勧めしているので、章の最後にご紹介いたします。

ダイエットの効果が現れにくい人によくに見られるのが、低体温です。一般に、体温が低いと代謝《たいしゃ》（体内での物質の処理）も低下して、やせにくい体質になってしまいます。ふくらはぎのマッサージを続けると、新陳代謝《しんちんたいしゃ》（新旧の入れ替わり）が活発になります。その結果、体温が上がって代謝もよくなります。代謝を上げるために運動が推奨されるのですが、運動がめんどうな人も、ふくらはぎマッサージなら続けやすいはずです。

また、足はなかなかやせにくく、ダイエットの効果が現れにくい部位ですが、もめばもむほど足首が引き締まり、ふくらはぎもほっそりしてきます。また、ふくらはぎがやせ始めれば、体のほかの部位もどんどんやせやすくなっていきます。ぜひ取り入れてみましょう。

湯たんぽと足浴で全身の代謝をアップ

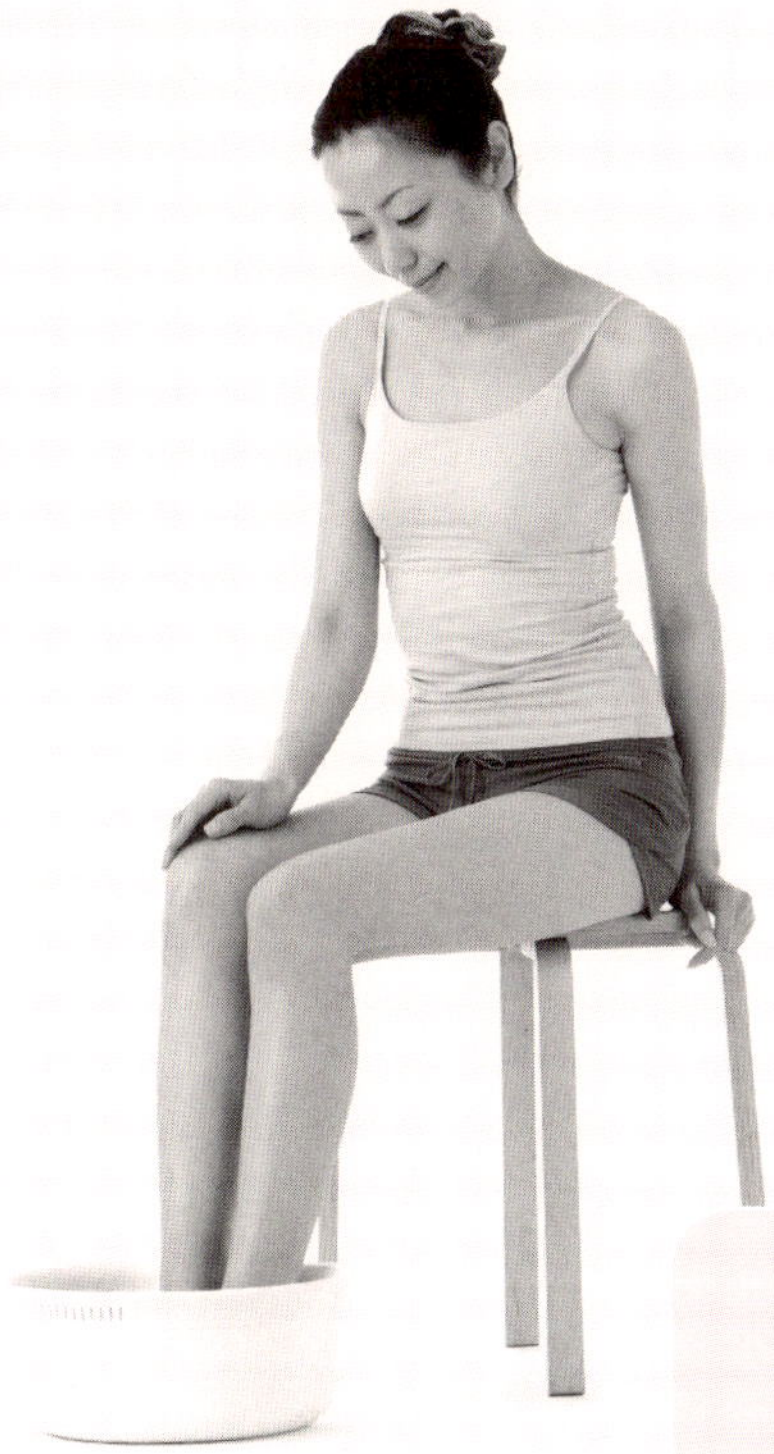

洗面器やバケツにやや熱めのお湯を入れ、そこに足をつけます。写真は洗面器を用いていますが、深めのバケツでふくらはぎまで温められればベスト。足を集中的に温めることで全身の代謝が上がり、やせやすい体質になります。

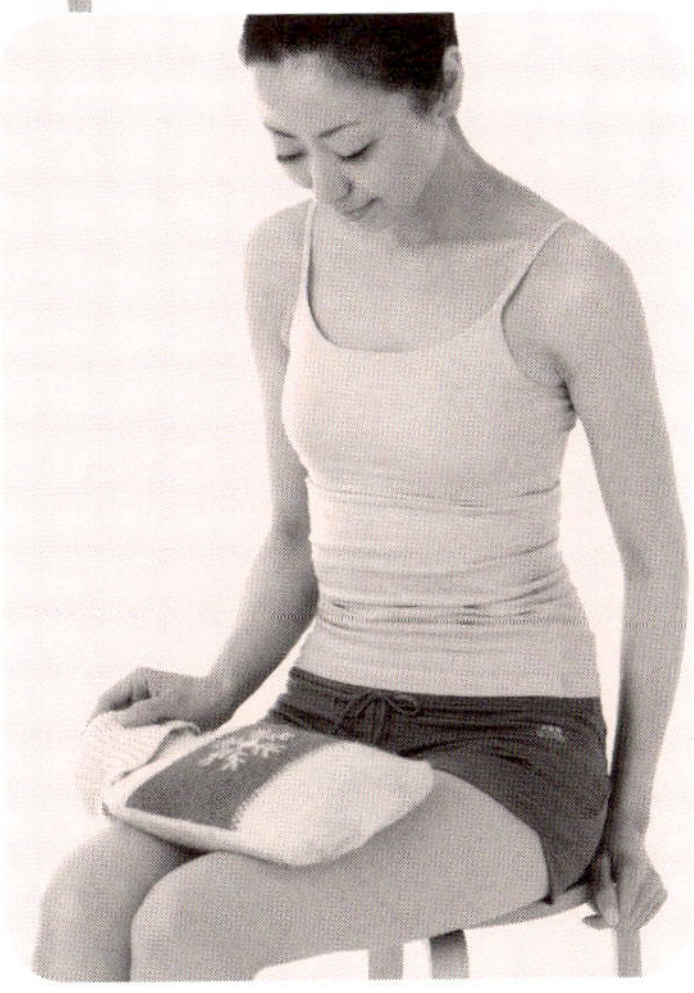

下半身でいちばん大きな筋肉がある太ももを、湯たんぽで温めましょう。
湯たんぽをカバーやタオルでくるみ、そのまま太ももの上に置きます。冷房がききやすい夏のオフィスでもお勧めです。

基本のふくらはぎマッサージを念入りに行い、気になる部分を集中的にもみほぐしてください。

そのうえで、湯たんぽを太ももに置いたり、足浴（足だけをお湯につける入浴法）を加えたりして足を温めると、よりダイエット効果が高まります。マッサージが終わったら、仕上げに白湯《さゆ》をコップ1杯飲んで終わりましょう。全身の代謝が高まります。

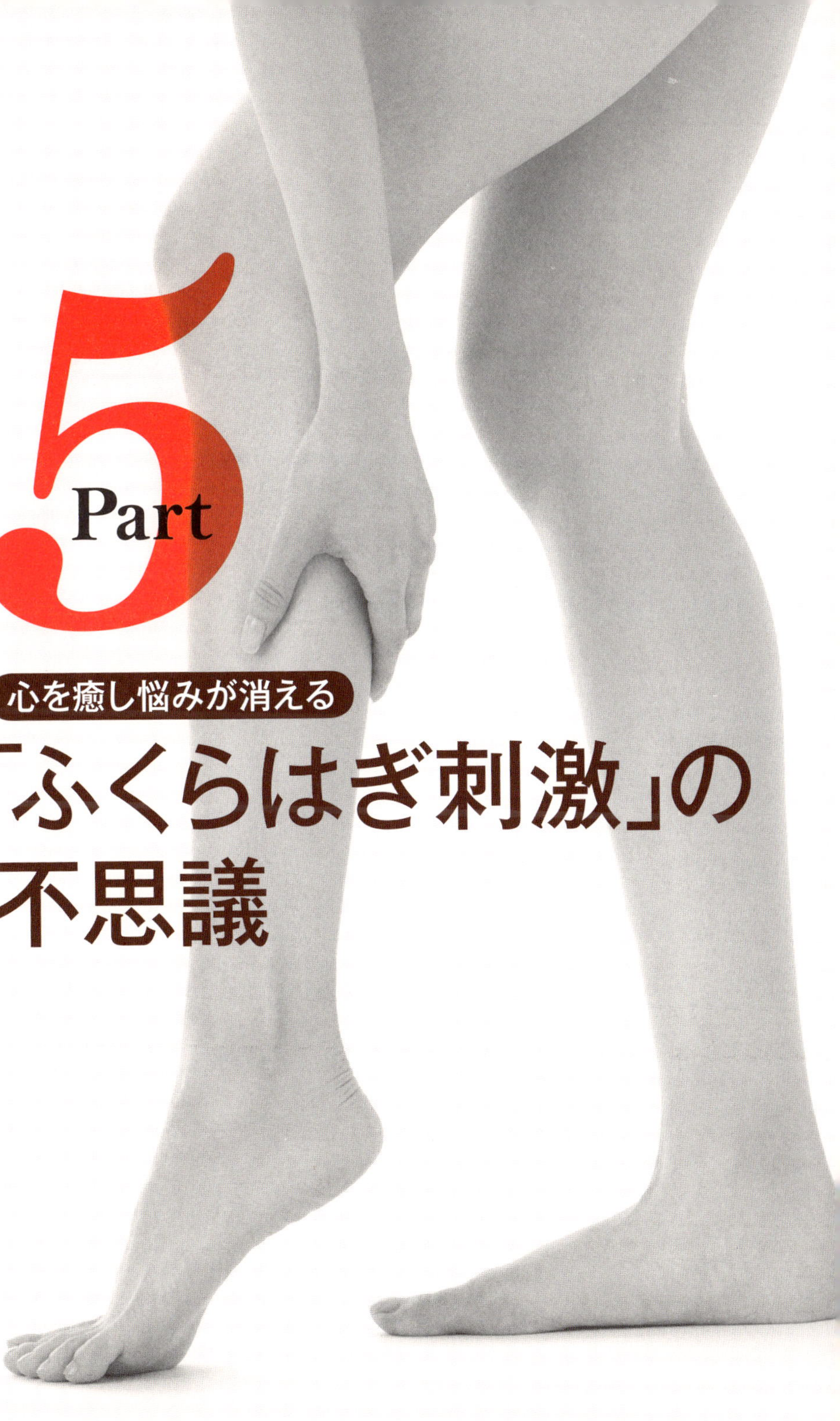

Part 5

心を癒し悩みが消える

「ふくらはぎ刺激」の不思議

ふくらはぎの刺激で心のわだかまりを解放する

本章では、ふくらはぎと心の問題についてお話ししたいと思います。今までの章とは少し趣《おもむき》が異なりますが、ふくらはぎの刺激を活用することで、「心」の状態までもよくすることができるのです。心と体は表裏一体。健やかな体を目指すうえでも、ぜひ目を通していただければと思います。

ふくらはぎには、体の状態だけでなく、心の状態までもが表れます。ふくらはぎの筋肉の柔らかさや硬さ、張り、こりの状態や部位から、その人の過去から積み上げられてきた性格や考え方といったものがわかるのです。

実は、私が「足」という体の部位を追求し始めた理由も、こうした「心」の問題が大きくかかわっています。

私は幼いころより見たり感じたりという感覚が鋭く、スピリチュアルな面が強い子どもでした。12～13歳のころから人にいろいろアドバイスを求められることが多々あり、高校生になったころには、口コミで大人たちも私にアドバイスを求めてくるようになっていたのです。

こうした自分の力をより深め、多くの人の手助けをしたいと、大人になってからはカウンセリングやヒプノセラピー（催眠療法《さいみんりょうほう》）の勉強をしたり、資格を取ったりと、試行錯誤を重ねてきました。足のセラピストとしての前身は、心の悩みを聞くカウンセラーだったのです。

そして、日々、さまざまな悩みを抱える人と触れるうちに、あることを痛感するようになりました。

「心が病んでいる人は体も病んでいる」

「体からのアプローチで心を癒《いや》すことができる」

というものです。

今まで、「体と心はつながっている」とお話ししてきました。体に何かしらの不調がある人は心が沈んでいますし、逆に、心が明るくなれば体の調子もよくなります。「病は気から」といいますが、逆もまた然り。体を癒したほうが、手っ取り早く心が変わることも多いのです。

カウンセリングは患者さんと会話を交わすことが中心になるわけですが、患者さんの悩みを聞き出すために、多いときには何十時間もの時間がかかります。また、そのうえで行うアドバイスも、患者さんによってはハードルが高かったり、なかなか効果が現れにくかったりすることもあります。そこで、「物いわぬカウンセラーになりたい」「できるだけ簡単な方法で心身を癒したい」と、体から行う心へのアプローチを模索するようになりました。

そうして行き着いたのが、足から体と心を癒すという足裏セラピーであり、ふくらはぎマッサージだったのです。

もちろん、足を触りながらお話もします。サロンのお客様やスクールの生徒さんたちのふくらはぎを触りながら心に感じたことをいうと、「ええ、そうなんです」とか、「当たってます!」など、まるで占いのようにいわれることもしばしばです。

そして、ふくらはぎをマッサージしていると、みなさんが話し始めます。足や体に心地よい刺激が伝わると、心が解放されていくのでしょう。少しずつ、会社や家庭での悩みを打ち明けたり、愚痴《ぐち》をこぼしたりするようになります。心のわだかまりを吐き出すようになるのです。

自分の精神状態がわかるようになる

ふくらはぎにこりや張りがあるといっても、靴や歩き方の問題か、精神的な要因からくるものかで、こりや張りの現れ方が異なります。

前者の場合は、歩き方やバランスの取り方によるものなので、ふくらはぎの外側や内側の下などが部分的に硬かったり押すと痛んだりすることが多いのですが、ストレスや心理的なものが原因の場合は、ふくらはぎ全体が風船のようにパンパンに張っています。

単なるむくみは刺激を与えることで老廃物が流され、足がスッキリして形もきれいになります。一方、ストレスによる張りやこりは、ちょっとやそっとの刺激を与えても足のラインは変わりません。でも、心の問題が改善されるとスーッと形が変わっていくことが多いのです。

日常生活の中には楽しいこともあれば、つらいことや、悲しいこともあります。それにともなってふくらはぎの表情も変化しますが、思いつめていると、ますますふくらはぎがこったり張ったりしてきます。暗い気持ちやうつ状態というのは、陰《いん》のエネルギーとなって体内に蓄積されやすいのです。陰のエネルギーは外に向かわず、内へ内へと向かう求心力があるので、そのままの状態でいると、ますます気持ちは沈む一方になってしまいます。

また、いつもだれかに依存したり、重度の優柔不断だったりと精神的に自立できていない人は、足の指に力がなく、フニャフニャしています。

そういう人の心のうちを聞くと、根底にはだれかに支えてもらいたい、すがりたいという気持ちがあります。

人はだれでも、人生につまずいたり、壁にぶつかって倒れてしまったりするようなことがあります。でも、そんなときに転んだままだれかにしがみつけば、引きずられてしまうだけなのです。人生につまずいたら、しっかりと自分で起き上がり、まずは立ってください。自分の力で立ち上がりさえすれば、自然と一歩が踏み出せるはずです。人間の心も体も、きちんと自分を支えられるようにできているのですから。

毎日ふくらはぎ刺激を続けていけば、体から心へもいい影響が及んでいくでしょう。また、イライラしている、落ち込んでいる、安らいでいるなど、そのときどきの自分の精神状態がわかるようになってきます。ふくらはぎ刺激は、単に健康面だけでなく、心の問題にも対応できるので、気分が晴れないときや落ち込んでいるときなどにもぜひ行ってください。

足首には子どものころの親の影響が表れている

そして、2万人を超える人の足を触る中で、私なりに考察したふくらはぎと性格との関係があります。ふくらはぎのある特定の箇所に、こりや張りが起こりやすい場合は、ある種の性格的な弱点や、過去の問題が反映していることが多いのです。

まず、左足のふくらはぎには「父親からの影響」「父方の先祖のエネルギー」、右足のふくらはぎには「母親からの影響」「母方の先祖のエネルギー」が強く表れます。

また、足首の近く、真ん中あたり、太もも付近のどの部分にこりや張りがあるかによって、その人の性格や考え方、育てられ方、子どものころのトラウマなどが見えてきます。

これは、アメリカの心理学者エリック・バーン博士が創始した交流分析という人間関係の心理学理論をもとに、弟子のジョン・M・デュセイ博士が考案した『エゴグラム』の分析法を、ふくらはぎに当てはめたものです。

『エゴグラム』は、人の心を次の5つの領域に分けます。

①厳しい父親的な心
②養育的な母親的な心
③冷静な大人の心
④自由奔放《ほんぽう》な子どもの心
⑤従順な子どもの心

人はだれしも、これらの5つの要素すべてを持ち合わせています。それぞれの要素のバランス、どの要素が強いのかでその人のパーソナリティーの特徴を示しています。この性格分析法は、国際的にも信頼性が高く、内外の精神科や心療内科といった医療機関などでも用いられています。

このエゴグラムを、私がセラピストとして実践の現場で感じてきた足の状態に当てはめて考えてみると、ある一定の法則のようなものが見えてきたのです。

まず、足を

①足首付近
②ふくらはぎ
③太ももより上

の3つに分けて考えます。

足首付近は、幼少のころの育てられ方が反映されています。左足は父親の影響、右足は母親の影響が表れます。

たとえば、幼いころに父親が厳格で、それが嫌で仕方がなかった人は、左足首にこりや張りが生じやすいのです。父親は厳格だったけれど、今そのおかげでこうしていられると思える人や納得できている人は、左足首もそれほどこり固まってはいません。幼いころの母親の姿になんらかの感情がある人は、こうしたこりや張りが右足に表れます。

また、両足首にこりや張りがある人は、両親両方になんらかの感情を持っている人が多いようです。たとえば、父親が厳しかったり暴力的だったりしたにもかかわらず、母親が自分を守ってくれなかったと感じているなど。そのほか、子どものころ、両親が共働きをしていて、実は寂しい思いをしていたという場合もあります。生活がたいへんだからお父さんもお母さんもがんばっていると納得していても、本当は寂しくて我慢をしていたという思いが両足首に表れることもあります。

過去の体験や感情の積み重ねが表れるふくらはぎと太もも

次に、ふくらはぎには、その人の性格や考え方の基本が表れます。この部分は、子どものころの感情的な体験や、それに基づく性格が反映します。

たとえば、子どものころ母親に甘やかされて育った人。右足のふくらはぎが、左足に比べると妙にフニャフニャしていたり、張りがなかったりします。性格的には自主性に乏しく依存心が強い傾向が見られます。反対に、父親が厳格だったり家庭に無関心だったりした人。こうした人は、左足のふくらはぎがほかに比べると硬かったり、芯《しん》やこりがあったりします。性格的には、長じてからは自己中心的でわがままになったり、自分にも他人にも厳しくなったりする可能性があります。

大人になってから、親に迷惑はかけたくないといいつつ、心の中で「あなたたちの育て方が私をこんなふうにした」と思っている人もいるでしょう。そういう人たちのふくらはぎは、フニャフニャだけどどこか芯のようなこりがあったりします。

思春期から大人になってからの状態は、太もも付近に表れます。太ももの状態は、左右共通です。過去の体験や感情が積み重ねられた場所なのです。たとえば、人間味に乏《とぼ》しくて打算的な人は、足首やふくらはぎの状態を見ると、なるほどそういう育てられ方をしたんだということがわかってきます。

ふくらはぎを刺激するとやる気も起こる

また、基本的に左足は過去、右足は未来を表します。

左右の足で、触り心地や足のクセなど、いろいろな差がある人がいます。

たとえば、特にバランス感覚には異常がないにもかかわらず右の足首をねんざしやすい

ふくらはぎに表れる心理的なことがら

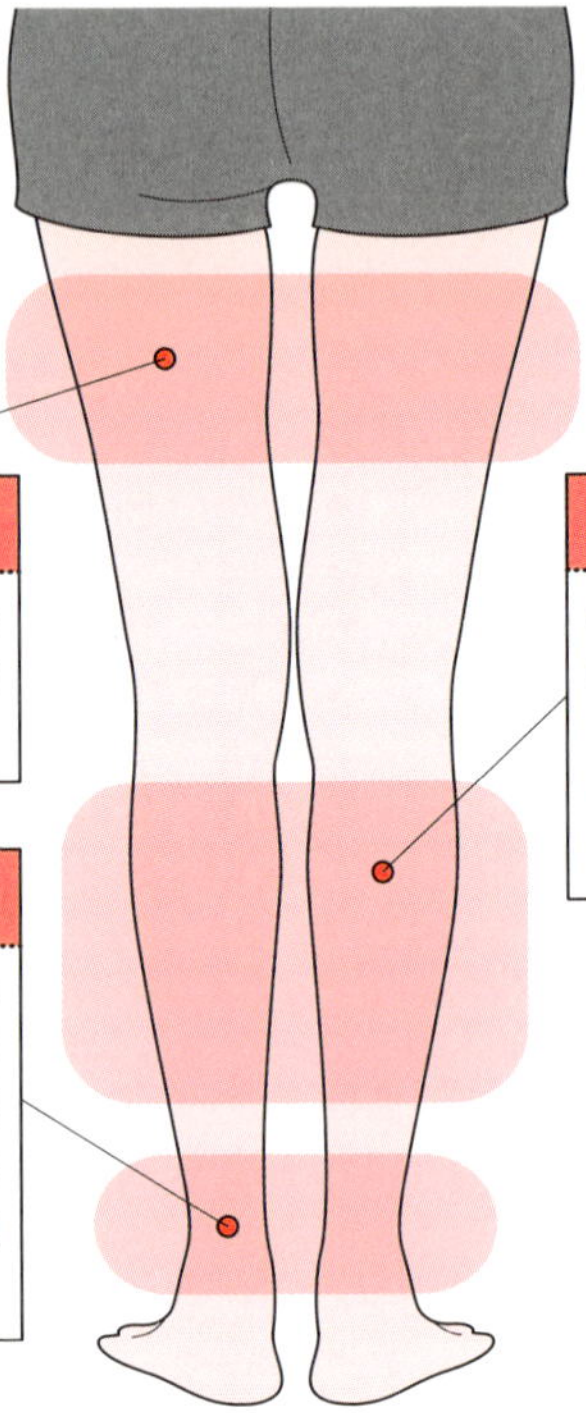

太もも

思春期から大人になってからの状態が反映される。

ふくらはぎ

幼少のころ（小学生～中学生時代）のころの感情的な経験や、それに基づく基本的な性格・考え方が反映される。

足首

幼年期のころ（生まれてから8歳くらいまで）の育てられ方や親との関係が反映される（左足は父親、右足は母親との関係が表れる）。

左足（全体）

・父親や父方の先祖の影響
・過去の出来事やトラウマが表れる。

右足（全体）

・母親や母方の先祖の影響
・未来に対する自身の感情が表れる。

とか、右足でつまずきやすいという人は、性格的に行き当たりばったりだったり、目先のことにとらわれがちの人が多いです。

また、右ひざの周辺に何か違和感があるような人は、未来に対して不安があります。左足に比べて右足が硬い人は、勇気がなくて前に進めない、あるいは自分が何をしたいのかわからないという状況の人が多いのです。一方、過去の出来事を引きずりやすい人、何かトラウマを抱えているような人は、左のふくらはぎが張ったり、ケガをしたりしやすいようです。

反対に、右足がほどよい柔らかさであれば、目標に向かって何かを始めている、あるいは未来に対して前向きになっているということです。一方、右足がフニャフニャだった人でも、何かやる気が出てきたり、目標が見つかったりした場合は、足にほどよい張りが出てきます。このように、自分の心の状態がよくなり、自分に納得できるようになると、いい状態のふくらはぎになります。

とはいえ、ふくらはぎから心のうちを読み取ろうとするのはなかなか難しいことです。

まず、基本的にはふくらはぎマッサージで、体内のすべての流れをよくすることを心がけましょう。方法は、第2章で紹介している基本のやり方を中心に、こりや張りがある部分を集中的にもみほぐしてください。老廃物を流すことで体の中がきれいになれば、心も変わっていくはず。日々、ふくらはぎをもみほぐしていくことで、体が変わり、心にやる気が起こってくるでしょう。

ここまで紹介してきた「ふくらはぎと性格」に関しては、私もカウンセラーとして積み重ねてきた経験に加え、セラピストとしての15年の積み重ねで「わかる」部分が多いので、すべての人ができることではないかもしれません。さらに、もちろん個人差もありますし、いろいろなパターンや組み合わせが考えられます。

ですが、あまり大きく外れることがありません。そして、あなたのことをだれよりもよくわかっているのは、ほかのだれでもない、あなた自身です。

まずは、過去や将来に思いをはせつつ、自分の足に触ってみましょう。思い当たることはありませんか。もし、ふくらはぎの特定の部分にこりや張りがある場合は、そこを意識して刺激を与えていきましょう。ときには強く、ときには優しくもみほぐしてください。

感謝の心をもってふくらはぎをもみほぐす

そして、「感謝の心」をもってふくらはぎをもみほぐすことも重要です。

特に、ふくらはぎには「親との関係」が大きく表れます。あなたという人が形成されるに当たり、体も心も親から大きな影響を受けるからです。もし、両親との間に何かしらのわだかまりがあったとしても、その親の元に生まれた事実は変えようがありません。その親がいたからこそ、生まれてきたのです。

「今までありがとう」という気持ちで、ふくらはぎをもみほぐしてみてください。また、今現在、親との関係が改善していなくても、感謝の気持ちをもって刺激すると、こり固まっていたふくらはぎが柔らかくなったり、足首がスッキリと細くなったりします。

「感謝の気持ちなんてない」「親が許せない」という人がいるかもしれません。心が伴わない場合は、「ありがとう」と言葉に出してください。気持ちがこもっていなくてもかまいません。

心の中では「許せない」と思っていても、「ありがとう」と声に出すことで現実が変わってきます。「ありがとう」といいながらふくらはぎ刺激を行っていくうちに、心の中に鬱積《うっせき》していたつらさや悲しみが解き放たれていくでしょう。これは、体から心を癒す「ふくらはぎセラピー」なのです。

最初は、いろいろと思い出して怒りがこみ上げて苦しくなるかもしれません。うれしかったこと、悲しかったこと、いろいろな気持ちがわき上がってくるでしょう。そうした過去は、どんどん思い出してください。つらいかもしれませんが、続けるうちに少しずつ自分の心が問題と向き合えるようになり、それまで背負ってきた重い荷物がフッと軽く感じられるようになる日が来ます。

さらに、性格的な弱点が改善されてプラスの面が発揮されるようになり、人間関係全般もうまくいくようになるでしょう。ふくらはぎへの刺激が、あなたの体も心も癒し、人生を変えるきっかけになってくれるはずです。

Part 6

むくみが、痛みが、こりが、心のわだかまりが消えた!

5人の体験談

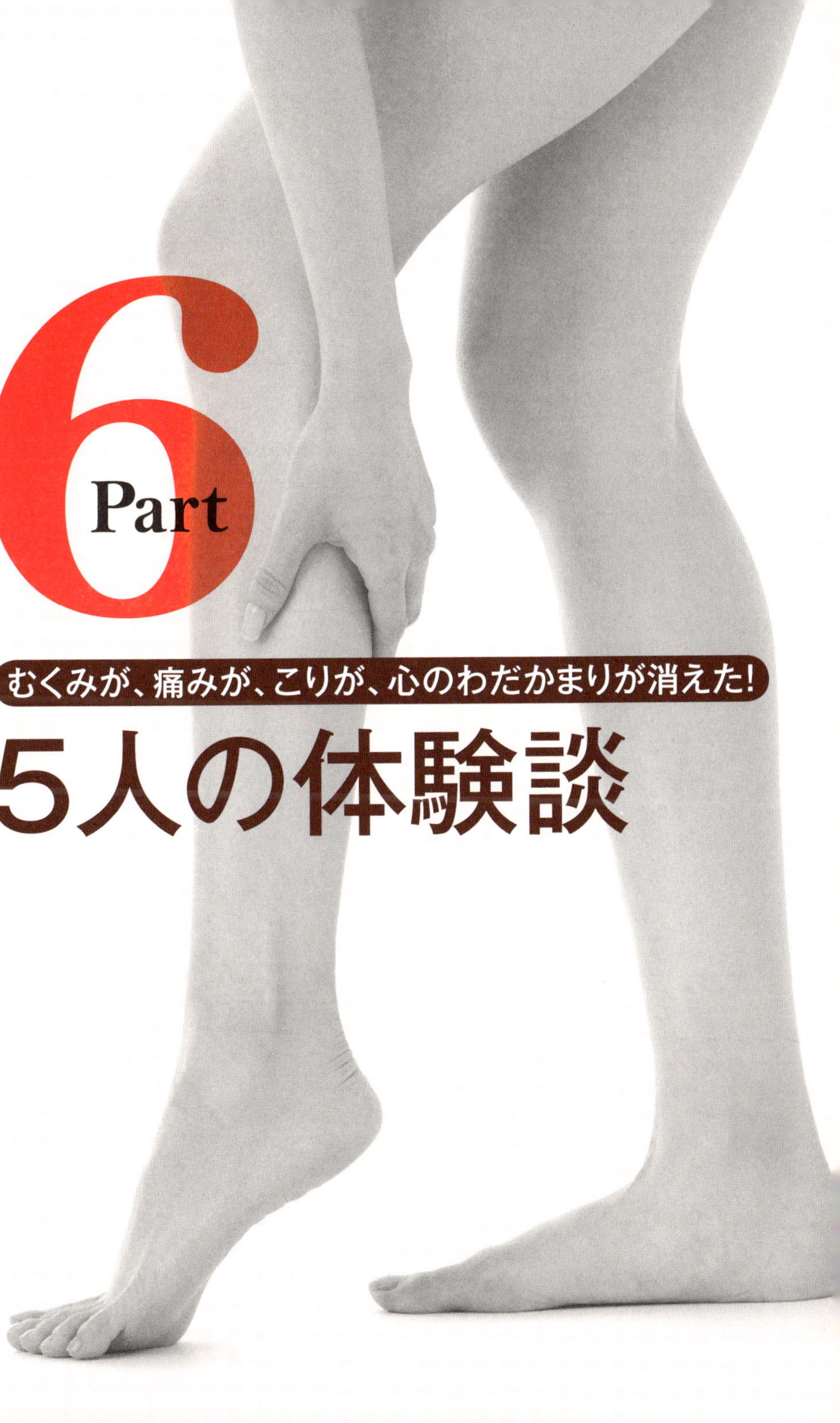

臼井久美子さん 43歳◉セラピスト

重い肩こりや頭痛が消えて 薬いらずになり心まで楽になった

頭痛薬が手放せないストレスの多い毎日

大谷由紀子《おおたにゆきこ》先生のふくらはぎ刺激を受けてから、まるで違う自分に生まれ変わったような気がしています。以前の私は、しょっちゅう首を寝違えたり、ひどい肩こりや頭痛に悩まされたりしていました。頭から首にかけてがいつも激しい道路工事をしているような状態で、頭痛薬が手放せません。病気ではない、でも非常に不快といったこうした症状は、本当ににうっとうしくて気分もすぐれません。

また、思い込みが激しい性格で、自分が正しいと思ったことを人に押しつけがちでした。私はその人のためを思ってやっているつもりでも、相手にとっては余計なお世話だったかもしれないですね。いつも体調が悪いうえに、思うようにいかないとちょっとしたことでもイライラして、ストレスいっぱいの毎日でした。

そんなある日、私がかかわっている会社のイベントに大谷先生がいらして、ふくらはぎセラピーの体験講習をされました。その様子をうかがっていると、大谷先生は足を触るだけでその人の性格や考え方をズバズバいい当てるのです。足に関しては、太いとか細いとかいうダイエット的なことにしか関心がなった私でしたが、足にはいったいどんな秘密が隠されているのでしょうか。その謎《なぞ》を突き止めたいと思ったのです。

体質が変わっただけでなく人間関係も仕事も好転

ふくらはぎや足裏について学び、マッサージを実践していくうちに、その奥の深さに魅《み》せられていきました。足裏のゾーンが体の各器官に対応していること、ふくらはぎをもみほぐすことで血液や体液の循環がよくなること、ツボが刺激されることなどで全身の体調によい影響を及ぼすことは、勉強していくうちに自然と理解できます。

何より、私自身の体調も、ずいぶん変わりました。あれほど悩んでいた肩こりや頭痛が解消し、寝違えることもなくなりました。頭痛薬もいつの間にか不要になっていたのです。きっと体質が変わったのでしょう。体がとっても楽になりました。

それだけではありません。なんと性格も変わってしまいました（笑）。よくいえば世話好き、悪くいうと押しつけがましかった私でしたが、よい意味で「自分は自分、人は人」と割り切れるようになったんです。

人間関係も、仕事やお金も、「必要なものが私のところに巡って来てくれている」と、素直に感謝できるようになりました。体までか心も楽になり、あれほどストレスがいっぱいだったのに、今では悩みがゼロになったという感じかもしれません。

現在、私はサロンを開業し、セラピストとして働いています。私が大谷先生から得たものを還元したいと日々お客様に接していますが、まだお客様の内面を読み取るまでには至っていません。それでも、ふくらはぎをもみほぐすとその場でむくみが解消して足が細くなるので、お客様にとても喜ばれます。「ありがとう」といわれるたびにこちらもうれしくなり、励みにもなります。この先もっと経験を積んで、たくさんの人を癒《いや》したいと思います。

野島理己さん 45歳◉主婦

パニック発作が起こらなくなり精神的にも前向きになった

精神的に不安定で膠原病も悪化した

大谷由紀子《おおたにゆきこ》先生に出会う前の私は、膠原病《こうげんびょう》、パニック発作などに悩まされ、一時は精神科にも通うほど精神が不安定な状態に陥《おちい》っていました。

膠原病とは、全身の細胞の結合組織（膠原線維）に炎症ができる病気で、関節の痛みや腫《は》れ、倦怠感《けんたいかん》、脱力感など、症状には個人差があります。本来、外から入ってくる異物から身を守るために働くはずの免疫《めんえき》の働きに異常が起こり、自分の体を攻撃してしまうということでした。私は、18年ほど前に、膠原病と診断されました。

ふだんは特に症状は出ませんが、突発的に悪化をくり返します。特に、精神的な不安がきっかけとなっていたようです。私は以前から『わが子を谷底に落としてしまう』という悪夢に悩まされていました。その映像が非常に生々しくて、このまま死んでしまうのではないかと思うほどのパニック発作に陥ることがしばしばあったのです。

一度発作が起こるともうたいへんです。意識が悪いほうへと向かい、こわくて外出もできません。もちろん、体にも悪影響が及びました。ひどいネフローゼ（多量のたんぱく質が尿とともに排せつされてしまうために血中のたんぱく質が不足する状態）にかかって、入院したこともあります。精神科を受診しても、突然不安に襲われることもしばしばで、もうどうしたらいいのか、本当につらい毎日を送っていました。

心のこりもほぐれてパニック発作が消えた

そんな私が快方に向かったのは、大谷先生に出会ったのがきっかけでした。3年前の秋ころから通い始めた東京女子医科大学附属青山自然医療研究所クリニックで、大谷先生を紹介していただいたのです。足のマッサージで病気がよくなるのか半信半疑でしたが、とにかく先生の施術を受けてみようと思いました。

心身ともに健康とはいえない状態ですので、大谷先生にふくらはぎをもんでもらうと叫んでしまうほど痛みます。ところが、「痛い!」と大声を上げていると、不思議なことに、自分の体がそこにあることを、体感として理解できるのです。

振り返ってみると、私はいつも病院や医師に頼ってばかりでした。「なんとかしてほしい」と医師にすがり、自分の体なのに他人まかせにしていたのです。期待した効果が得られないと、「もうダメだ」と心が折れて入院に至る、というのが常でした。

ところが、大谷先生のふくらはぎ刺激を受けていくうちに、だんだん自分の心に意識が向くようになりました。ふくらはぎ刺激は確かに痛いのですが、心のこりもほぐれるような気がして、精神的にもずいぶん楽になったのです。そのためでしょうか、パニック発作もいつの間にか消えてしまい、膠原病も悪化することがなくなりました。

ふくらはぎのマッサージは、自分でもほぼ毎晩、寝る前に数十分かけて行っています。マッサージをすると、むくんで赤黒くなったふくらはぎの色が普通の肌色に戻っていきます。こうして自分の足に触れていると、「ああ、体をいたわったなあ」という実感があります。何より病気に立ち向かう勇気をもらうことができるのです

高丘咲奈さん（仮名）26歳◉サービス業

1年以上止まっていた生理が復活し体も心も元気になった

マッサージからほどなくして生理が復活した

大谷由紀子《おおたにゆきこ》先生のふくらはぎと足のケアを体験してから、驚くことばかりです。それまでも、立ち仕事などで疲れたときにリフレクソロジー（足の裏を刺激する健康法）を受けたことはあります。しかし、ここまで体調や気持ちが変わるんだと思ったことはありません。

ある日のこと、たまたま雑誌で大谷先生の記事を読みました。先生は、マッサージをすることで体を癒《いや》すだけでなく、その人の心をも読み取ることができるというではありませんか。「へぇ、おもしろい」と興味をひかれ、一度マッサージを受けてみようと先生を訪ねました。

そして、いろいろなことを本当にズバズバと指摘されました。まず、「パワーが感じられないし、全体がこり固まっていて足首がないですね」と一言。

それまで私には、「足首」とわかるものがありませんでした。ふくらはぎからかかとにかけてが1本の太い棒のような感じで、胴体でいえばくびれのないずん胴です。子どものころからこんな状態だったので、私の足首はそういうものだと思っていたのですが、私の足は、いろいろなものでこり固まってむくんでいたそうです。

そして、婦人科系の乱れも指摘されました。「女性であることを意識して、恋愛しないとダメよ」なんていわれたのですが、この件に関しては数日後にてきめんに効果が現れました。

初めて先生に足をマッサージしていただいてからほどなく、それまで止まっていた生理が来たのです! もともと生理は不順気味だったのですが、仕事を変えてから、体にも心にも通常以上のストレスがかかったのか、生理が止まってしまいました。産婦人科でホルモン注射などを打ってもらい、生理を強制的に起こしているような状態で、自発的に来ることは1年以上ありませんでした。その生理が来たのです。これには本当に驚きました。

生活全般が楽しくなり充実した

大谷先生が見通したのは、私の体調だけではありません。私の心の底にある悩みまでをもいい当てられました。「これまでずっと寂しさを感じてきたとか、ご両親との関係に何か問題はないですか?」と聞かれたのです。

大当たりでした。私の家は3世代同居をしており、母は嫁いできてからずいぶん苦労していたみたいです。私は幼いときから、そんな母の姿を見て育ちました。

祖母は母に対していいたいことを、本人ではなく私にいってきます。私はそれがとっても嫌でした。もちろん、母にはいえません。また、母もいつも我慢していましたが、つい私に愚痴《ぐち》をこぼすといった具合で、私は板ばさみの状態でした。足首からふくらはぎにかけてはその人の過去や性格が表れると大谷先生はいいますが、私のカチカチのふくらはぎは、昔から悲鳴を上げていたんですね。

何回か先生のマッサージを受けているうちに、肉体的にも精神的にも変化が表れ始めました。まず、足首ができてきました。生理もその後も乱れることがなく、毎月きちんと来ています。また、生理が止まったころと同時に悪化したアトピー性皮膚炎の症状も落ち着き、肌の状態もいい感じです。

最初は、自分の足をがむしゃらにもんでいましたが、これだとあまり効果が感じられないばかりか、むしろもむことがストレスになってしまいました。自分の体や心と会話をするつもりで、ほどほどにもんだようがいいように感じます。今では、自分で触っているうちに、ストレスがかかるとふくらはぎが張ることを実感できるようにもなりました。

また、以前に比べると、生活全般がものすごく充実しています。というより、楽しさを感じる心を取り戻すことができたようです。韓国旅行をきっかけに、語学の勉強まで始めてしまいました。体が先か、意識が先かは難しいのですが、体も心も、いい変わり方をしているのがわかります。そのきっかけとなった足とふくらはぎのマッサージは、生涯続けたい私の宝物です。

むくみが消えて足首が締まり生き方も前向きになれた！

瀬山由美さん（仮名）30歳◉会社員

大根足がすっきりスリムに

私の足は常にむくんだ状態の、いわゆる大根足でした。キュッと引き締まった足首やふくらはぎ、スマートな足なんて私にとっては夢の話で、一生このままの足だと思っていました。ところが、大谷由紀子《おおたにゆきこ》先生のふくらはぎ刺激に出合ってから、足はおろか考え方も一変したのです。

それは一昨年の春のことでした。カルチャーセンターで開催された大谷先生のセミナーに参加しました。先生は一人ひとりの足をマッサージしながら、その人が陥《おちい》りがちな体調の変化とともに、抱えている問題や性格などを指摘していったのです。私は、「男性が苦手でしょ?」といわれました。まさに大当たり! なんでわかるんだろうと驚きましたが、先生がいうには、私の足首に表れているそうです。

私は鍼灸師《しんきゅうし》の資格をもっています。でも、鍼灸では精神的なことまでは把握できません。ぜひ勉強してみたいと思い、先生のスクールに通うことにしました。

足が疲れたときなどは、自分で足に鍼《はり》を打つこともありましたが、足首ができたり、足が細くなったりすることはありませんでした。それが、先生のもとでいろいろ学んだり、ふくらはぎ刺激を受けたりするうちに、だんだん足が変化していきました。

パンパンに張っていたふくらはぎが細くなり、足首も締まってきたのです。久しぶりに会った友人にも、「足が細くなったけど、どうして?」「足首なかったのに、すごい!」といわれるほど。

まさか自分の大根足がこんなに細くなるなんて、思ってもいなかったのです。でも、それはうれしい驚きでした。

今では、自分のふくらはぎを触ると、「私のふくらはぎってこんな柔らかかった?」と思うくらいこりや張りが消えて、まるで自分の足ではないような感じさえします。また、疲れやちょっとした不調を感じると、まず足を触るようになりました。

自己否定をやめて前向きな姿勢になった

足が変わったのもさることながら、いちばん大きかったのは考え方の変化でした。

以前の私は、人からどう見られているのか、気になってしかたありませんでした。睡眠中を除いて、一日じゅうウジウジとしていたのです。また、先生から指摘されたように男嫌いでした。かといって女性が好きなわけではないし、男性の友人もいます。正直、自分でもよくわかりません。

そんな私でしたが、何事も頭から否定せず、自分の受け入れがたいところを拒否しないで、ありのままの自分を見つめてみようと思えるようになりました。そんなことができるようになったのも、ふくらはぎ刺激のおかげです。生きることがだいぶ楽になり、今では自分を出していこうかなという前向きな姿勢に変わりました。

以前の私は、無理と思わずに無茶をしていたんですね。そんなこともわかるようになりました。周囲からは「まるで黒い霧が晴れたみたい」なんていわれています。

真田麻里子さん（仮名）44歳◉無職

ボロボロの体と心が楽になり肌にも髪にもツヤが出た

肉体的にも精神的にも追い詰められていた

私は長年、障害児の福祉関係の仕事や保育園関係の仕事についていました。子ども相手なのでけっこう体力を使います。また、保育園では価値観が違う人が多く、人間関係もうまく回らずに精神的にも疲れて、よくマッサージのお世話になっていました。

保育園で仕事をしていた当時の私は、顔はゲッソリ、髪はパサパサ、転げ回るほどの激しい生理痛や貧血にも悩まされ、体重も15kgへり、もう心身ともにボロボロの状態でした。今から思うと、そうとう追い詰められていたのでしょう。

それだけではありません。睡眠時間はバラバラだし、自分の楽しみはまったくありませんでした。貧血や生理痛は病院で治療を受けていましたが、医師からは基本的な生活の見直しが何より重要といわれていました。あまりのオーバーワークに、体も心もついていけなかったのでしょう。

そんな私を見て、昔からの友人は「早く仕事を辞めたほうがいい」と心配してくれましたが、心が疲れすぎると友人に連絡するのもおっくうになってしまいます。メールも返信しないので、周囲では私が行方不明だという情報が飛び交っていたそうです。やっと連絡が取れると、「生きててよかった！」といわれてしまったほどでした。

生活が戻り心も解放された

それまでの生活でも感じていましたが、マッサージを受けると心身ともに軽くなります。だんだん、自分にもそんな技術があればいいなあと思うようになりました。そこで、一大決心をして仕事を辞め、マッサージの道に進むことにしました。いろいろなマッサージの学校を調べ、体験入学などをくり返していましたが、今ひとつピンときません。そうこうしているうちに、友人のつてで出会ったのが大谷由紀子《おおたにゆきこ》先生です。

ほかの人は、初回でズバッと切り込まれることも多いようですが、私の性格を見抜いていたのか、最初のうちは先生もあまりはっきりとはいいませんでした。ただ、「これはいい!」と直感的に感じたのを覚えています。週1回、大谷先生の指導とマッサージを受けることにしました。

先生曰く、私のふくらはぎはパンパンに張っていたそうです。当時の私は、そんなことに気づくこともなく、ただただ体調が悪くてつらい毎日を過ごしていました。「疲れているのを通り越して、心が病んでいる」といわれたこともありました。

あれから半年以上たちますが、ふくらはぎ刺激のおかげで、まず何より生活のリズムを取り戻すことができました。不規則だった食事もきちんと取るようになって、体重もふえました。むしろ最近は、少々太り気味なくらいです。体調もずいぶん改善し、血色もよくなって肌も髪にもツヤが出てきました。

疲れを感じたら、おふろの中でふくらはぎや足をマッサージしています。ふくらはぎがずいぶん柔らかくなったと自分でもわかります。まだ復活途中ではありますが、体力と気力が戻って、目の前がパァーッと明るく開けた感じです。

Epilogue

おわりに

人間の体の約70％は水分で占められています。私たちは、意識を持った水の塊《かたまり》のようなものです。このふくらはぎマッサージも、水や血液といった体内の水分の流れを促すことで、大きな健康効果をもたらしてくれると本書を通してお話ししてきました。

ところが、生活習慣などの問題で体が冷える、過酷なストレスで心が冷えるなど、現代社会では、さまざまな理由で、私たちを形成する水が冷え、氷のように硬くなっている人が多いように思います。

「水」という漢字に点（、）を加えると、「氷」になりますが、氷が水になるには、この点を取らなければなりません。

ところが、この「点」にこだわりを持っている人が意外に多いのです。

この氷の「点」、いわば氷のかけらが、ふくらはぎにあるこりや張りだと私は考えています。

その部分をきちんとほぐして流していけば、たとえどんな状況におかれようと、体も心も対応することができます。

ふくらはぎがパンパンなのに、気力だけでがんばっていませんか。

ふくらはぎにあるこりを、日々の生活や忙しさにかまけて見逃していませんか。

そんなことをしていると、体にも心にも大きな負担がかかり、いずれ大病する危険もあります。小さな点、氷のかけらをそのままほうっておかずに、毎日ふくらはぎ刺激を行って、体の内側からきれいにしてあげてください。

この本を作成するに当たり、たくさんの人にお世話になりました。

まずは、小池統合医療クリニックの小池弘人《こいけひろと》先生に、心からお礼を申しあげます。的確なアドバイスや詳細な解説をいただき、ふくらはぎという部位をさまざまな角度から紹介することができました。

また、本の出版に力を貸していただいたマキノ出版のみなさん、私を支えてくれたサロンのスタッフやスクールの生徒さん、そして、私が今まで足を触らせていただいたすべてのかたがたと、愛する家族に、たくさんのありがとうを送ります。

2010年4月

大谷由紀子

Profile

著者プロフィール

大谷由紀子（おおたに・ゆきこ）

1964年、東京都生まれ。ゾーンセラピスト、リーディングカウンセラー、ヒプノセラピスト。ふくらはぎや足裏からその人の体調や心理状態を読み取り、足という末端を刺激することで心身全体の治癒力を高め健康を取り戻す独自のふくらはぎ・足裏セラピーは高い人気を誇り、今まで2万人を超える人の足に触れている。96年、日本ゾーンセラピー協会設立。2001年、スクールを併設したサロンを開業し、手技の伝達や後進の育成にも努める。自身のサロンだけでなく、小池統合医療クリニック、東京女子医科大学附属青山自然医療研究所クリニックなどでも治療に当たっている。

http://zone-therapy.net/

監修者プロフィール

小池弘人（こいけ・ひろと）

1995年、群馬大学医学部医学科卒業。2001年、群馬大学大学院医学研究科内科学系修了（医学博士）。群馬大学医学部文部科学教官助手、同医学部内講師として、統合医療並びに臨床生理学の教育・研究に従事しつつ、01年、統合医療の世界的指導者アンドリュー・ワイル博士率いる、米国アリゾナ大学統合医療プログラムへ短期留学。05年より東京女子医科大学附属青山自然医療研究所クリニック医師として統合医療外来を担当。07年に小池統合医療クリニックを開設。漢方、鍼灸といった東洋医学やサプリメントを用いた診療を通して、現代医療における代替医療の可能性を探究している。

http://www.koikeclinic.com/

Staff

ブックデザイン	浅田潤（asada design room）
写真	木原盛夫
モデル	成沢紀子（Aiming）
ヘアメイク	三宅百合
図版	株式会社ファクトリー・ウォーター

「ふくらはぎをもむ」と超健康になる

平成22年 4 月28日　第 1 刷発行
平成22年10月28日　第10刷発行

著者　大谷由紀子
監修者　小池弘人
発行者　梶山正明

発行所　株式会社 マキノ出版
〒113-8560 東京都文京区湯島2-31-8
電話 03-3815-2981　振替 00180-2-66439
マキノ出版のホームページ http://www.makino-g.jp

印刷所・製本所　図書印刷株式会社

ISBN 978-4-8376-1227-8 C0377